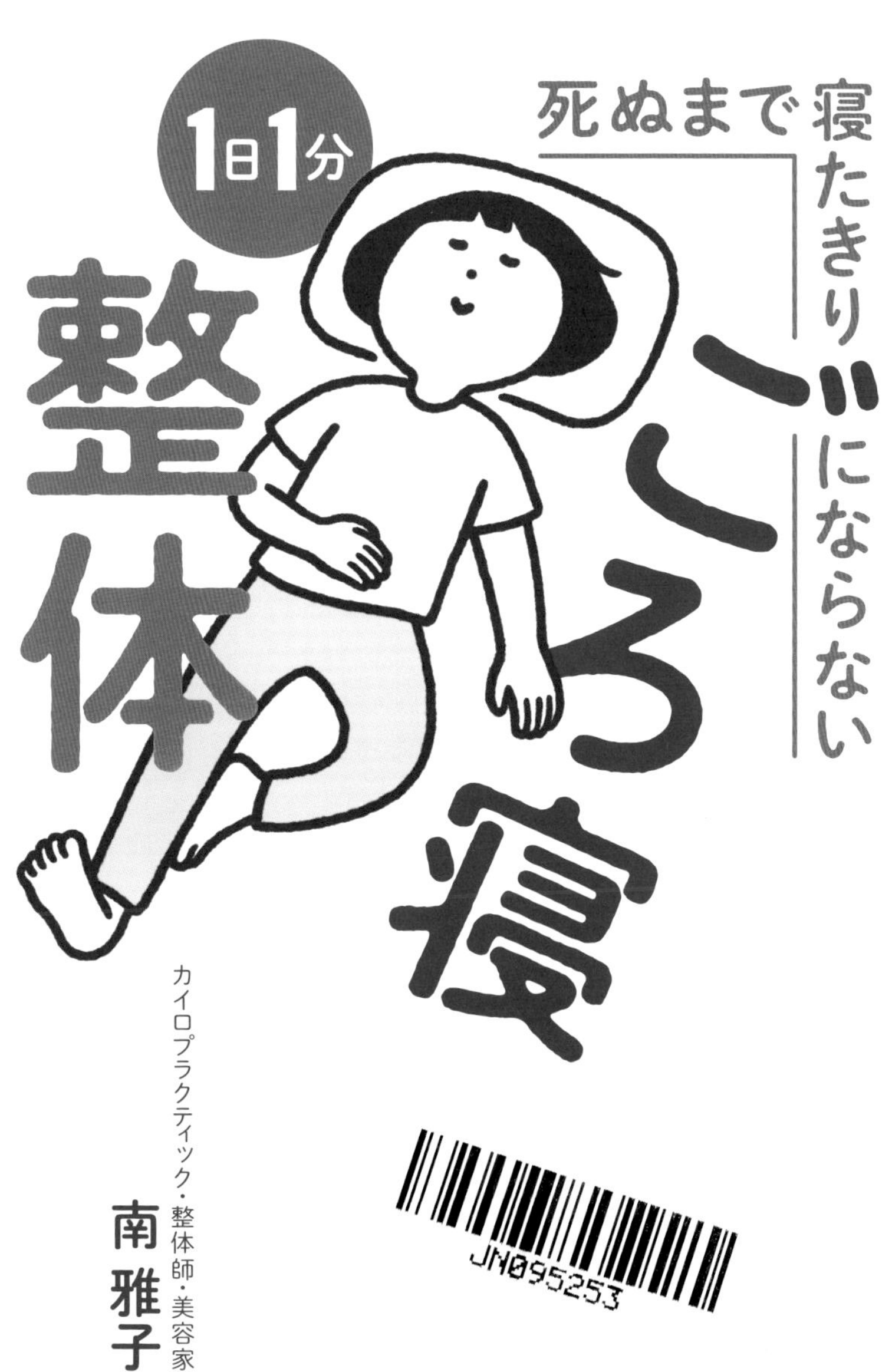
1日1分
死ぬまで寝たきりにならない
ごろ寝整体

カイロプラクティック・整体師・美容家
南雅子

SB Creative

「ごろ寝整体」で一生寝たきりにならない体になる!

突然ですが、あなたは将来の自分の生活について、どのようなことに不安を感じていますか?

50年、60年もあっという間、すべての人がはじめての体験(歳をとる)なのですから、不安を感じるのも当然のことです。

この本をお手にとられたということは、寝たきりになってまわりの人に迷惑をかけたくない、もしくはご家族に寝たきりになってほしくないという思いをおもちかもしれません。

実際、内閣府の調査[*1]によると、将来の日常生活全般についての不安のなかで、「自分や配偶者の健康や病気のこと」（70・3％）がもっとも高く、次いで、「自分や配偶者が寝たきりや身体が不自由になり介護が必要な状態になること」（60・3％）となっています。

寿命が延びるなかいま求められているのが、「健康長寿の維持＝まわりに迷惑をかけない」という点。ピンピンコロリで誰にも迷惑をかけないことが大きなテーマです。

そんななか、じつはいま、要支援1・2の軽度の人が増えています。軽度（要支援1・2）とは、「要介護状態まではいかないものの、家事や身のまわりの支度などの日常生活に支援を必要とする状態」をいいます。いわゆる寝たきり予備軍ともいえるでしょう。

そしてその原因の約半数が、関節疾患、骨折、転倒、衰弱なのです。[*2]

つまり、寝たきりを防ぐには、**転ばない、骨折しない、変形しない、衰弱しない体づくりが大切**なのです。けれども……

＊1　令和３年度高齢者の日常生活・地域社会への参加に関する調査
＊2　厚生労働省：政策レポート

「運動が必要なのはわかっているけど、続かなくて……」
「関節痛があるので、体をなかなか鍛えられません」

という声があるのもとてもわかります。寝たきりにならない体づくりのためには、継続することが大切。けれども、激しい運動やきつい筋トレはなかなか続かないもの。なかには……

「毎日、ジョギングや筋トレをしてたら、腰を痛めてしまった……」

なんていう人も。これは体が歪んだまま運動しているから。歪んだ体に負荷をかければ、体の歪みがどんどんひどくなって、痛みが出てしまうのは必然です。

だから、簡単に安全にできて、できるだけ毎日続けられて、効果があることが重要。そこで、本書で紹介するのが寝たままできる整体「ごろ寝整体」です。

先述の腰を痛めてしまった方に「ごろ寝整体」を指導したところ……

「最初はハァッ？　って思うくらい簡単な体操でした。けれども、続ければ続けるほど、体が元気になる。休んでだらだらする日がなくなって、すっきり朝起きられて、機嫌よく過ごせるんです。自分のなかでは、トレーニングは厳しく毎日がんばるものだという意識があったんですが、それはまったく反対でした」

と驚かれていました。

「ごろ寝整体」を続けて、体を整えていけば、免疫力が高まり、前かがみの姿勢（転びやすい）が改善し、骨が丈夫になり、筋力がついて、しかも尿もれまで防げる……死ぬまで寝たきりにならない体に限りなく近づけます。

寝たままの体操は効果が薄いと思ったら大間違い。のちほど解説しますが、じつはちょうどいい自重効果があり、むしろ整体効果が高まるのです。

ぜひ「ごろ寝整体」で一生寝たきりにならない体づくりをしませんか？　健康長寿のためにまずは1週間、取り組んでいただけたら幸いです。

南　雅子

「ごろ寝整体」の健康効果はここがすごい！

01 免疫力がアップ！

体が前傾すると、内臓も一緒に下垂してしまいます。肺にもその影響はおよびます。下垂した肺は十分な酸素を取り込めません。体の免疫力にとっては大きなダメージ。空気をいっぱい吸い込む肺は、免疫力アップの要です。

02 転びにくい体になる！

転ぶのは、歩行の最前線で働く脚が弱っているから。そして脚と連動して働くのが股関節です。股関節が正しく整うと脚がよく動くようになります。この関節もいつも重力にさらされているのですが、「ごろ寝整体」は見事に柔軟にしてくれます。

03 骨粗しょう症を防止！

背中の丸まりが気になるのは、じつは骨粗しょう症の危険信号の現れ。カルシウムを積極的にとることはもちろん「ごろ寝整体」ではかかとに刺激を与えます。これが骨が脆くなるのを阻止するんです。

05
姿勢がよくなる！若返る！

「見た目」はとても重要です。若さの主張はそこにこそあるかもしれません。ピンとした背中。それは、関節をほぐして姿勢を正しくさせる「ごろ寝整体」で実現できます。

04
筋力が劇的にアップ！

年々衰える筋力。実感しているはずですね。立って歩くための筋力は横になった姿勢でも鍛えられます。「ごろ寝整体」で縦に伸びる抗重力筋をぜひ鍛えてください。

07
失禁・夜間頻尿を防止！

これはみなさん、人にはいえないけど、抱えている悩みでは？　骨盤を支えている筋肉、骨盤底筋を鍛えましょう。ごろ寝でも、十分鍛えられます。

06
肌ツヤがよくなる！

体は構成されている部位があるべきところにある、というのが健康の前提です。その状態で血液やリンパは流れていきます。肌ツヤの源泉です。

1日たった1分
「ごろ寝」で簡単だから続く！
筋力がつく！　関節が整う！
転倒・骨折・関節疾患…防げる！

それが**「ごろ寝整体」**です。

ところで あなたは「ごろ寝」でひざを倒せますか？

いますぐ やってみましょう

布団などに仰向けになって片方のひざを立ててください。軸足のひざのあたりまで立てたらそのまま脱力させるようにパタンとひざを倒します。左右どちらもチェックしましょう。

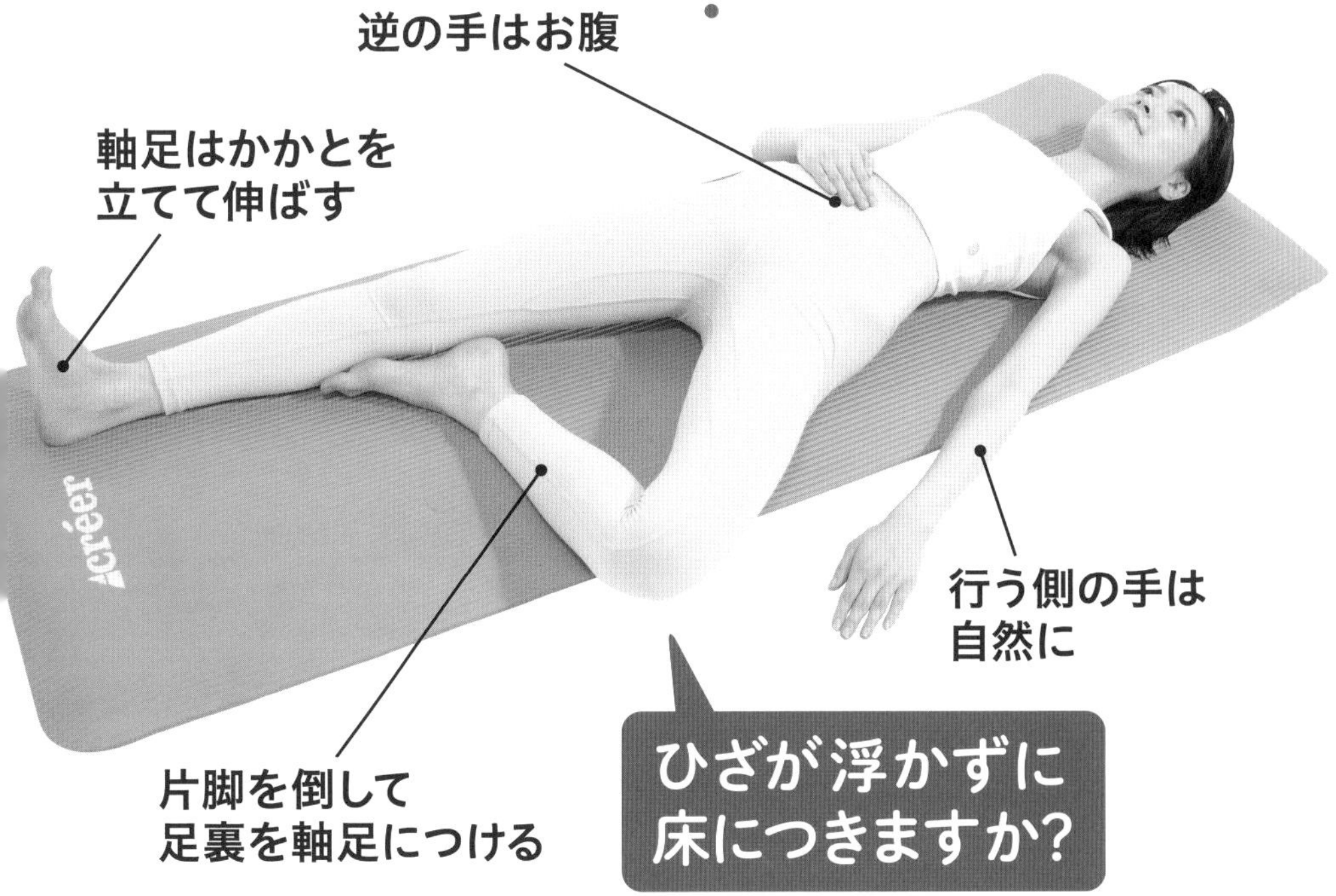

逆の手はお腹

軸足はかかとを立てて伸ばす

行う側の手は自然に

片脚を倒して足裏を軸足につける

ひざが浮かずに床につきますか？

さて結果はどうでしたか？

ひざが床につくようなら股関節や筋肉が正しく機能しています。でも床につかなくても大丈夫。「ごろ寝整体」でどんどん体が柔軟になります。

いますぐ やってみましょう

今度はうでが耳横で伸ばせるか、首を横に回せるかをチェックしましょう。無理せず自然にうでを伸ばしたり、首を回したりしてみてください。左右どちらもチェックしましょう。

うでを耳横で伸ばせますか？

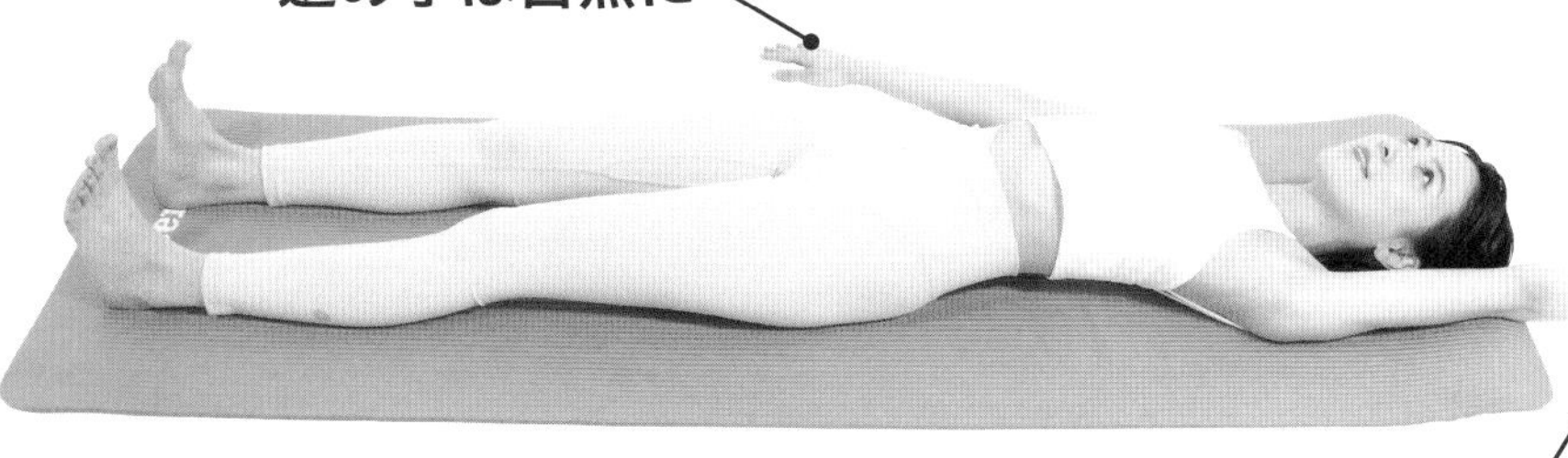
逆の手は自然に
うでを耳横でまっすぐに伸ばす

首を横に回せますか？

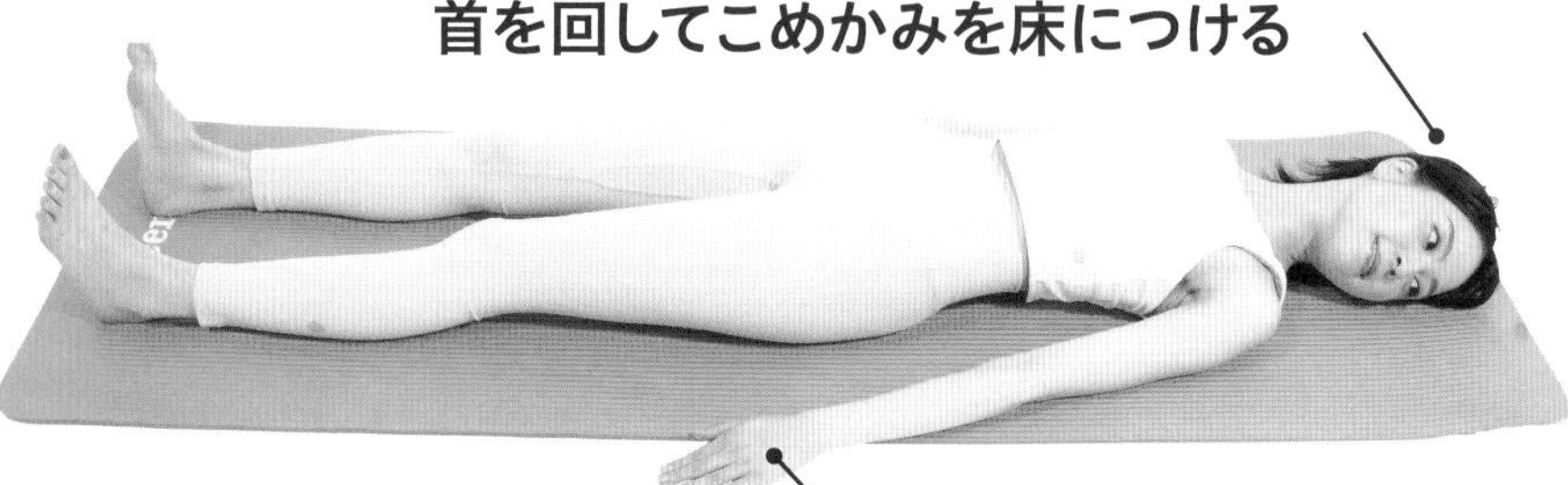
首を回してこめかみを床につける
手は自然に

さて結果はどうでしたか？

うまくできないのは肩まわり・首まわりが硬くなって肩こり・首こりになり、ねこ背になっているから。ねこ背だと前のめりに転びやすくなりますから、「ごろ寝整体」で改善していきましょう。

大丈夫。
「ごろ寝整体」で体を整えれば
どんどん体が動くようになります。
50年研究してたどり着いた
「ごろ寝整体」のすごさを
解説いたしましょう。

寝たきり予備軍・要支援1・2の人が増えている!!

関節疾患・骨折・転倒が主な原因

「高齢者」という域に近づいている、あるいはもうその年代という人にとって、「終活」という言葉はとても身に染みるでしょうか。老後の生活資金は十分だろうか、子どもや孫になにを残してやれるだろうか、そして、いちばんに思うことは？

「人の手を借りるなんて絶対にイヤ。とくに家族に迷惑をかけるなんて……」

体の衰えは確実にやってきます。「介護」という言葉が、がぜん身近になってきているかもしれませんね。

介護制度についてはご存じでしょうか？「要介護」には1〜5段階があり、症状によって対応は上がっていきます。その前段階として「要支援1・2」というくくりがあります。

「要介護状態まではいかないけれど、家事や身のまわりの支度などの日常生活に支援を必要とする状態」

寝たきり予備軍（軽度の人）が増えている

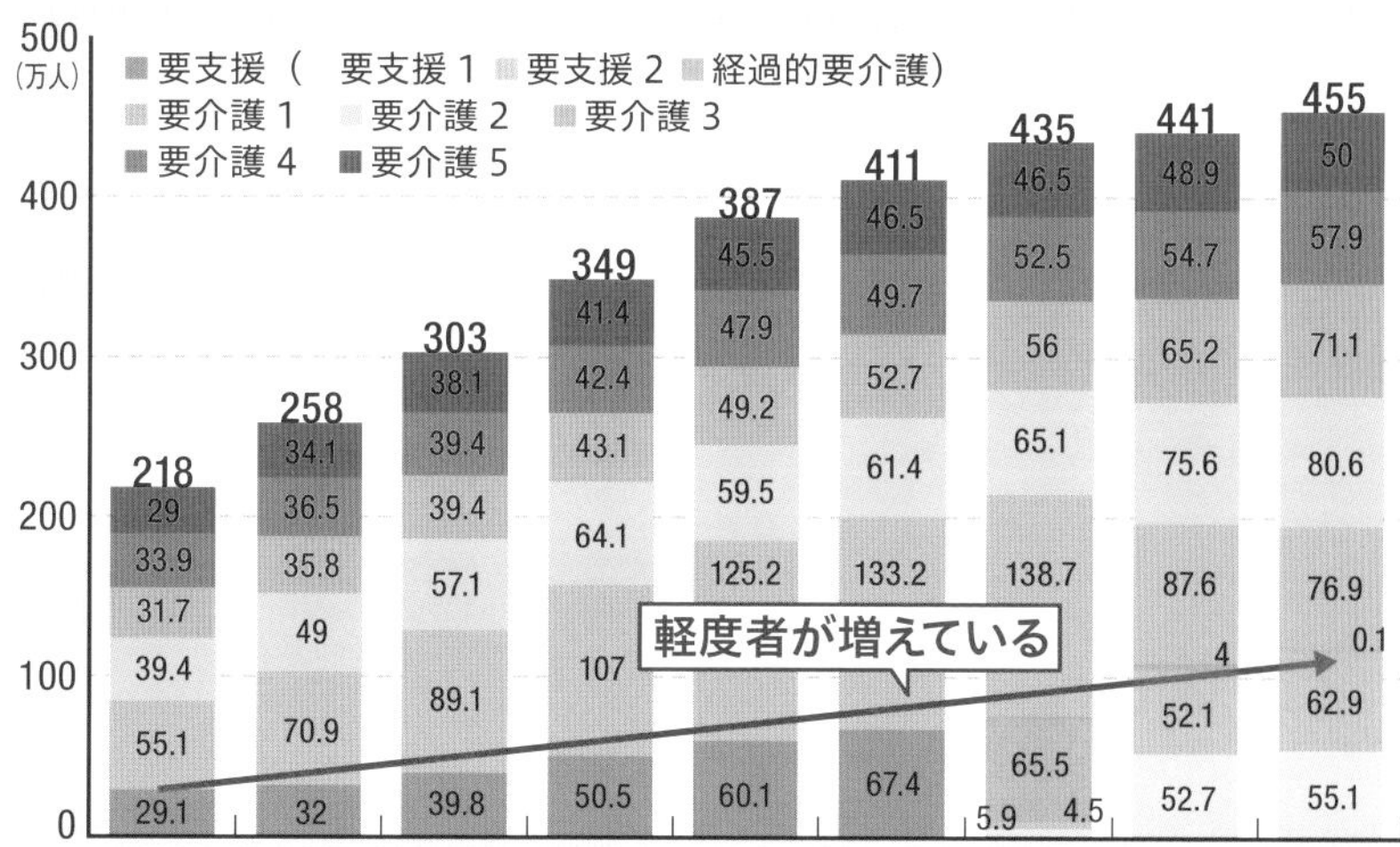

出典　厚生労働省：政策レポート（介護予防について）介護保険事業状況報告　他

原因の約半数が関節疾患、骨折・転倒、衰弱

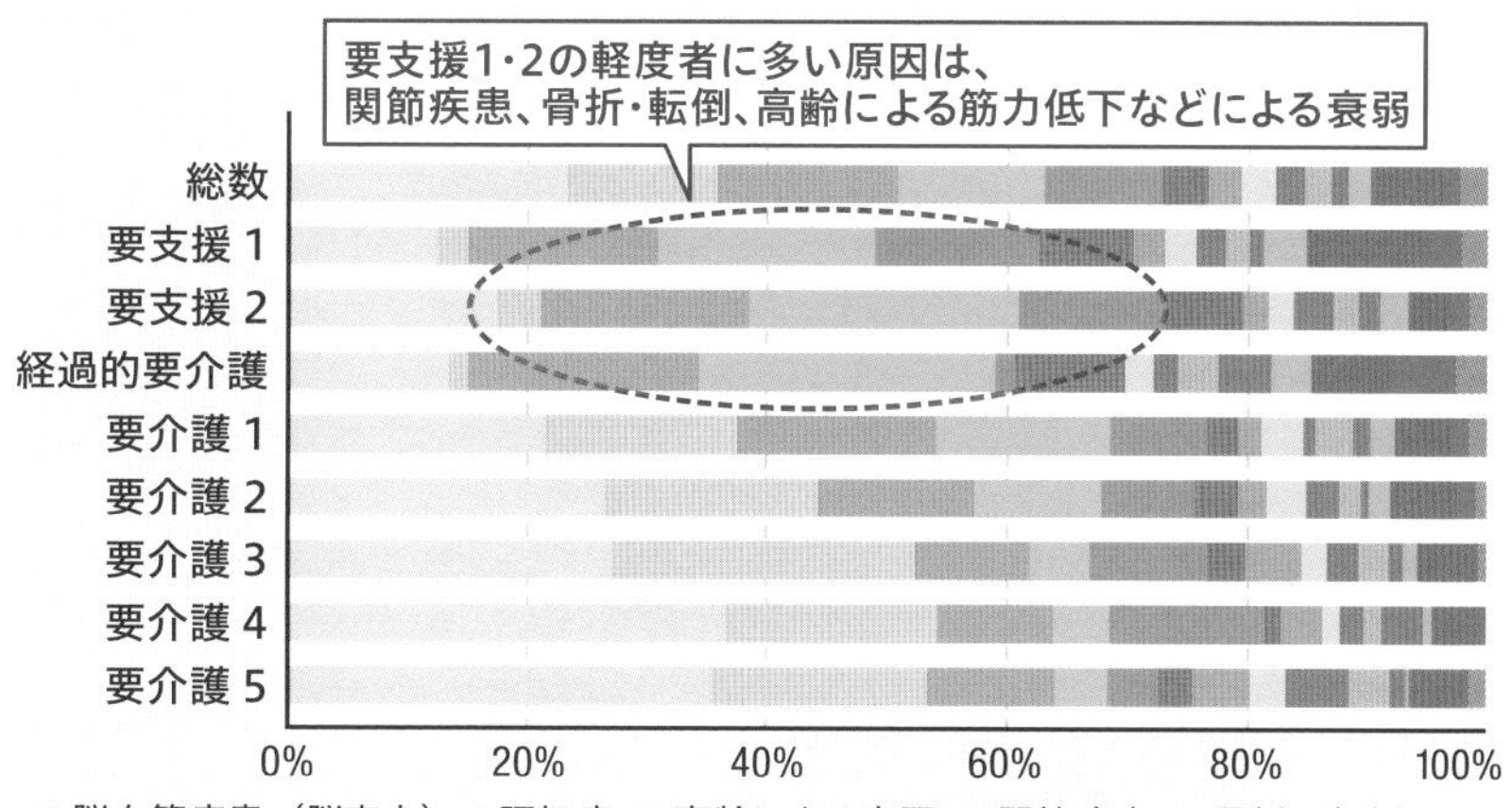

出典　厚生労働省：政策レポート（介護予防について）H19 国民生活基礎調査

これがその定義です。立ち上がったときにふらつくなどの症状があるといったことも支援の範疇に入ります。

「わっ、なんだかあてはまりそう……」

じつは近年、この「要支援1・2」の人が増えています（13ページ）。ひざに痛みを抱えていたり、腰がいつも重いと感じていたり、転倒して骨折をした経験がある、といったことをきっかけに、外出を控えたり、体そのものを動かす機会が減ってきてはいませんか？

「買い物には出かけたいし、日々の食事の用意もあるし、出かけはするけれど、すぐに疲れてしまう。近くにイスはないか、つねに探してしまいます」

こうした状態が長引けば長引くほど、体の衰えは進んでしまいます。骨が脆くなったり、転びやすくなったりして、要支援への階段を1歩、上ってしまうことにもなりかねないのです。

そうならないためには、とにかく体を動かすこと。といっても、いきなり1万歩歩こうなんて思わないでください。若いころとは違い、関節の連携にズレが生じているはず。筋肉も少なくなっているでしょう。体の機能は確実に落ちているのです。そのことをまず認識してください。身の丈に合った体づくり。これが人に迷惑をかけない極意です。

転ばない、骨折しない、変形しない体をつくる!!

「体を整える」ここが原点

「体を整える」――ここにすべての原点があります。

つまずいて転倒しない、骨折なんてもってのほか。「要支援」にならないために、未然に体を整えることに意識を向けて、それを実践するときです。「まだまだ元気に歩けているし……」と感じているいまだからこそ、はじめてください。

それが本書でご紹介する「ごろ寝整体」です。「なぜごろ寝?」「なぜ整体?」と、ちょっと不思議に思われるかもしれませんね。理由はこうです。

人間の体はとても複雑な動きをします。基本は206個の骨で構成されていますが、それを連結しているのは関節です。関節は、それを取り囲む筋肉のサポートを受けてさまざまな動きをしています。

その連携はいつまでも同じ動きをするわけではありません。生活環境の違いによって、痛みや関節のズレが生じますし、また、それにともなう筋肉の働きなどにも違いが生じてきます。

それはまさに、人生で積み上げてきた「クセ」といえるものかもしれません。立ち仕事を長年続けてきた人、デスクワークをしてきた人……それぞれに体の使い方のクセがあり、また農業に従事してきた人は、腰をかがめるという体勢が日常だったでしょう。

体は送ってきた人生に、かなり正直です。それにともなう体が抱える反応も、個人で違ってくるのは当然です。

ただ、基本は変わりません。関節の位置を正しく戻すこと。とくに股関節は、上半身の重みを受け、下半身の動きをスムーズにする重要な関節です。いい換えれば、股関節は体のすべての関節に影響を与えているのです。

「整体」をする意味はここにあります。長い間をかけて、ズレたり、歪んだりしてきたのですから、やさしく、少しずつほぐしていきましょう。

その効果を最大限に引き出すには「ごろ寝」がいいのです。横になった体は縦の重力から解放された状態です。体のどこにも無理な力が入っていません。硬くなった関節にも、筋肉にも、整体をするにはいちばんいい方法なのです。

健康・美容研究50年、約12万人を見てたどり着いた!!

死ぬまで動ける体のつくり方

さて、ここで「ひざ曲げひざ倒し」（60ページ）をやってみましょう。

まず、体をベッド（床）の上に横たえて、ふぅ～と息を吐きます。体の重みが、縦から横に広がっていく感じはしませんか？　関節や筋肉が少し、動く感じはしませんか？

これが「ごろ寝整体」の基本の姿勢です。

この体勢から片ひざを立てていき、パタリとひざを横に倒します。このとき背中は浮いていませんか？　股関節に違和感は感じませんか？　少し痛いですか？

もしそうなら、そこが整体を必要としている、つまり「整える」ことを要求している体の部位ということになります。ただし、けっして無理はしないでくださいね。体を動かす機会が少ないと、やはり、体はあちこちが硬くなっています。少しずつ、ゆっくりと。

私は美容家として出発し、これまでに約12万人の方々とお会いしてきました。その歴史はすでに50年にもなるでしょうか。美しくなりたい方と、その美しさへの願いを提供してきた時間には、さまざまな気づき、新たな発見、驚きがありました。

人の体は骨、筋肉、血液、リンパ、ホルモン、神経などが複雑に絡み合って維持されています。どこにも滞りのないことが理想なのですが、それはあくまで理想。どこかしらに滞りは生じてしまいます。それをなんとかしたい！　その思いでいまたどり着いたのが、本書でご紹介する「ごろ寝整体」なのです。

「でも、硬くなった関節や筋肉が、この歳で鍛えられるの？」

いえいえ、鍛えるのではありません。ほぐして、正しい位置に戻してやるのです。ですから、「ごろ寝整体」をやったからといって、いきなりすっきりとした体が取り戻せるわけではありません。

毎日の生活習慣に取り込んで続けること。ここがいちばん大切なことです。朝、ベッドの上で目覚めたら「ごろ寝整体」、お昼寝するときも、ソファの上で体を伸ばして「ごろ寝整体」、そして1日の締めくくりもベッドの上で「ごろ寝整体」。

歪みがとれすっきりした状態に保てるようになれば、体が動き、笑顔が自然に出てきますね。笑顔は長い人生を生きるカンフル剤です。ここも忘れないでくださいね。

「ごろ寝」だからと侮るなかれ
体重による負荷をかけすぎない
ちょうどいい自重効果で
筋肉・関節が効率的に整う
それが「ごろ寝整体」です。

足首をほぐし、かかとの骨を強化

体重がかかりすぎないから

体が歪む心配なし。安全!!

かかと落としトントン

詳しくは58ページへ

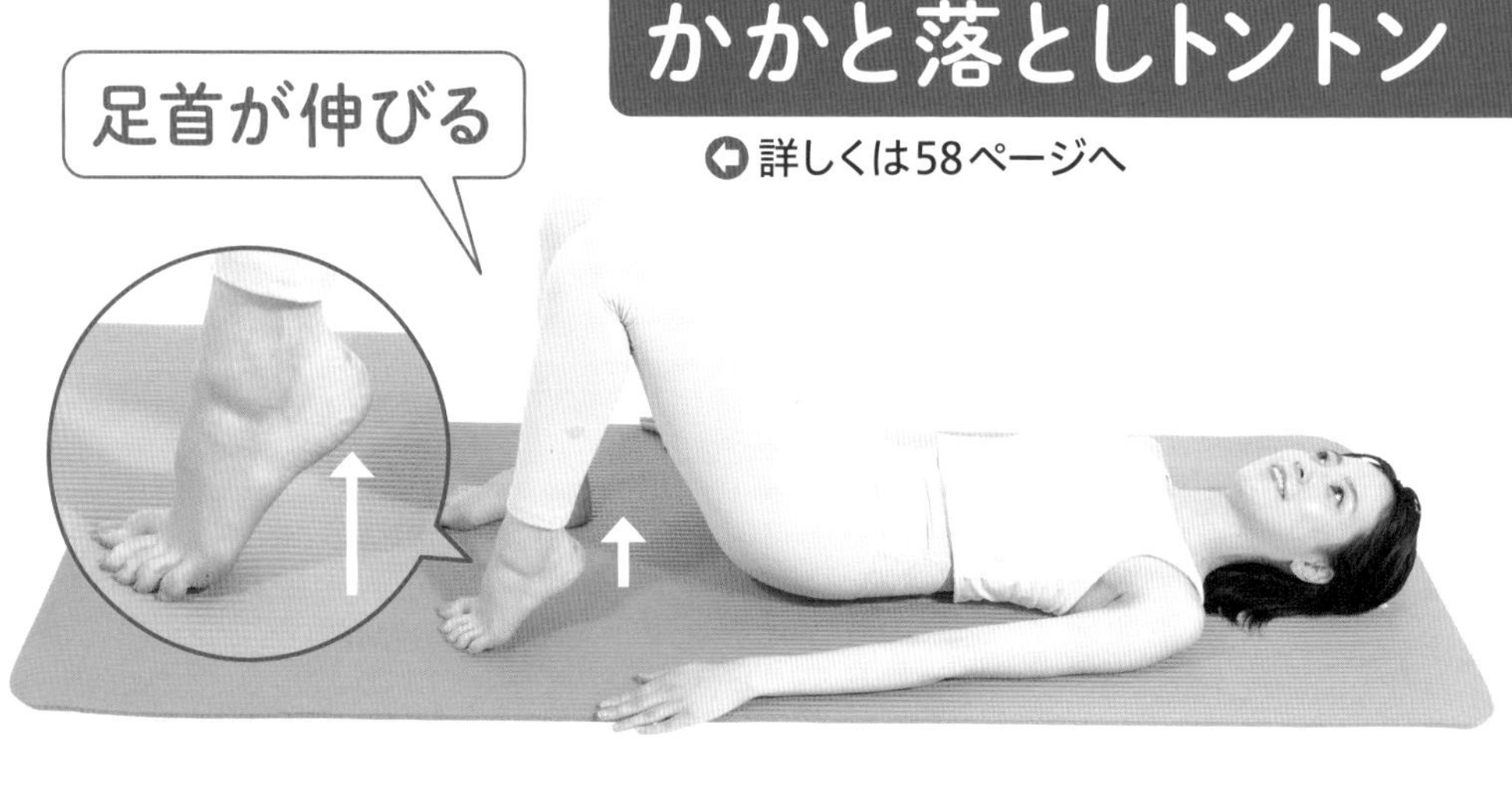

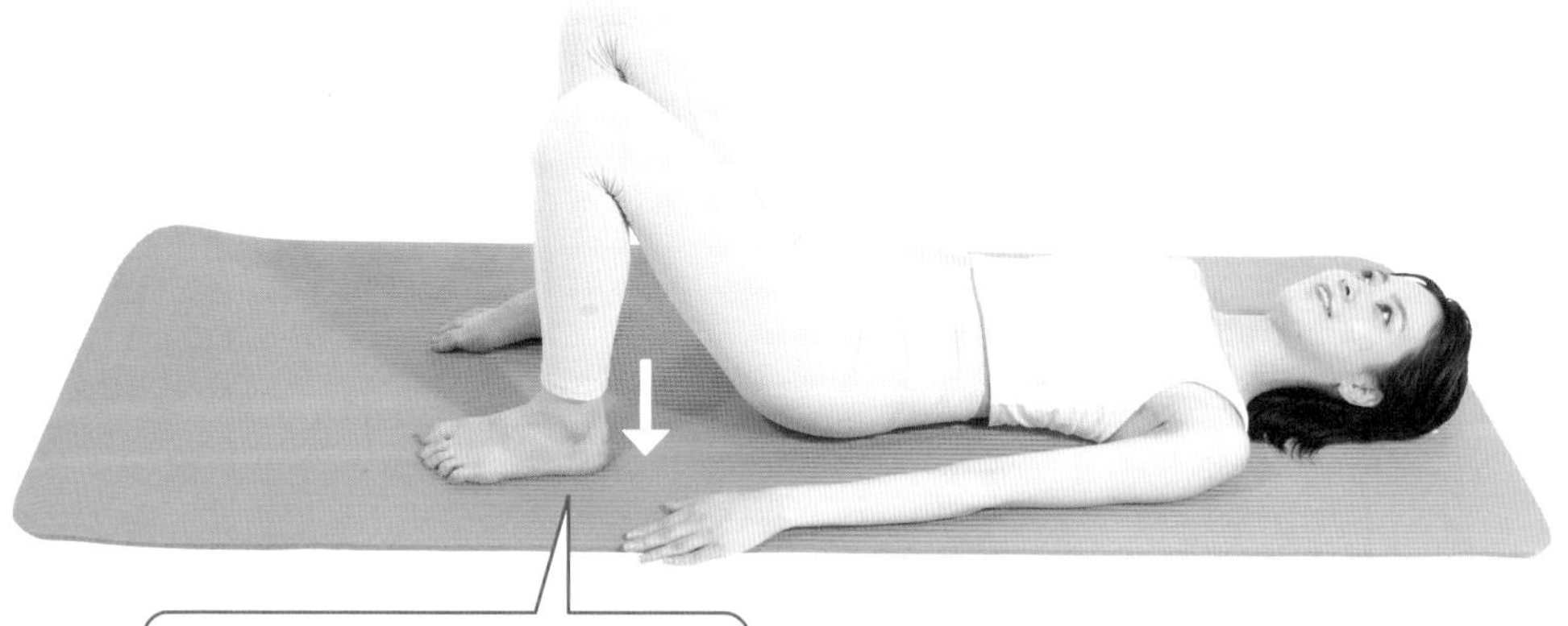

自分の体の重みを利用して
わき下を伸ばす
体の横の筋肉が鍛えられて
前後のバランスがとれる
転びにくい体に!!

わき下伸ばし

詳しくは70ページへ

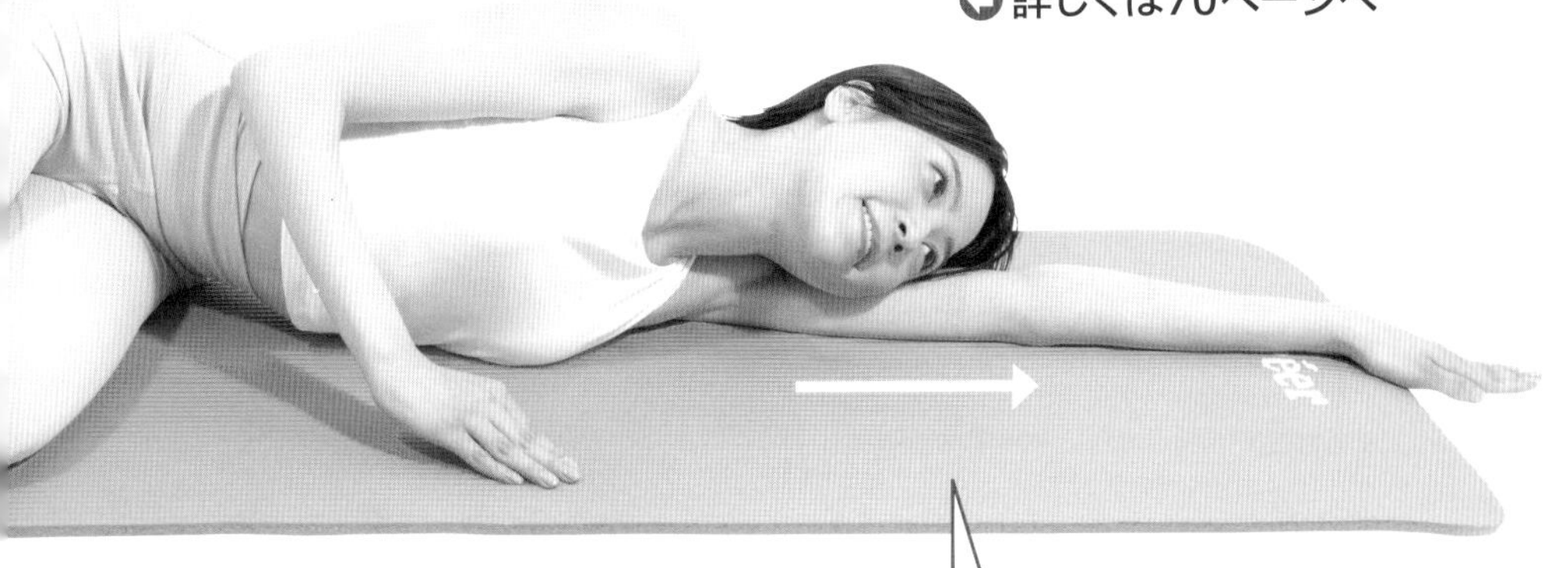

体の横の筋肉が
鍛えられるから
まっすぐ立てる体に！

体のちょうどいい
重みでわき下を
伸ばす

こんなに元気!

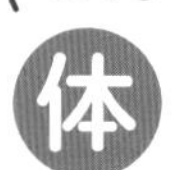

体験談

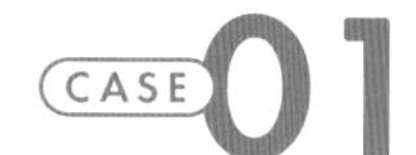

「目標は死ぬまでジュエリーデザイナー。おしゃれを楽しんでいます」

(剣持由美子さん　75歳)

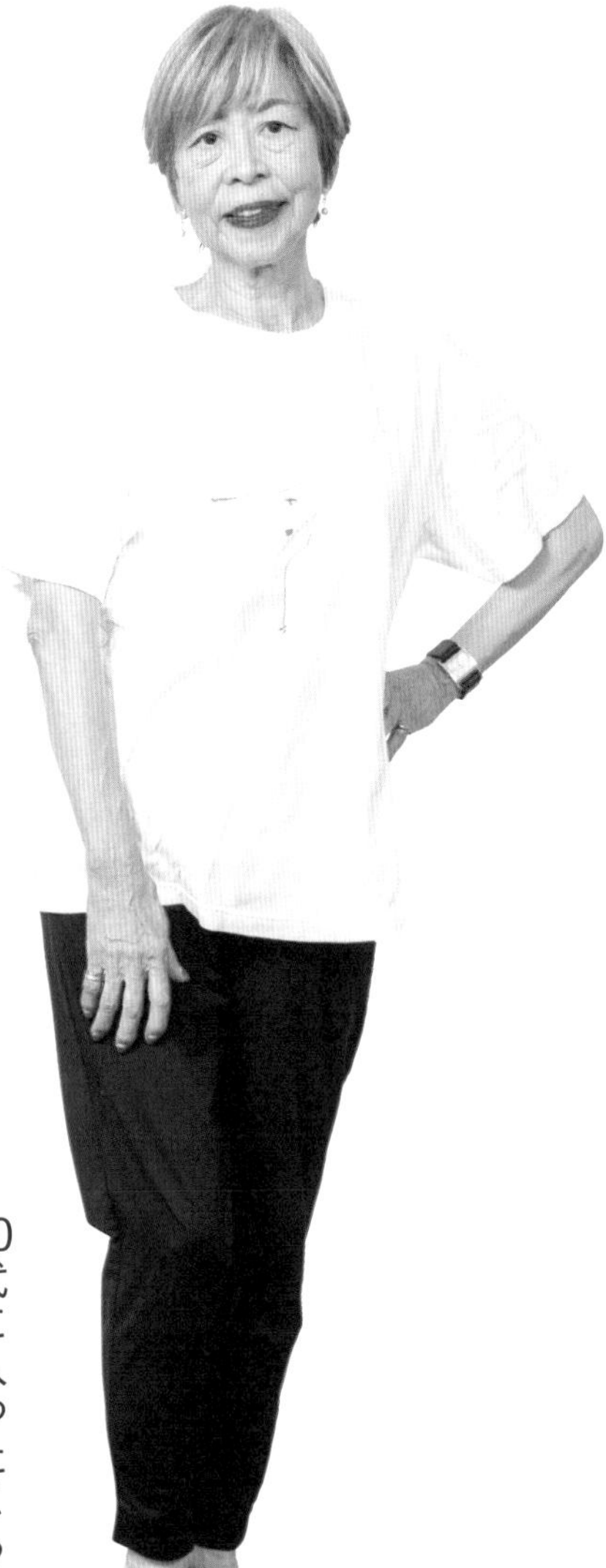

20代に入ったころ、むちうちをやってしまったんです。その当時は、痛みが長引くこともなかったのですが、50歳になって、違和感を感じるようになってきました。左手にしびれが出てきて、めまいもあって、一時期は入院してい

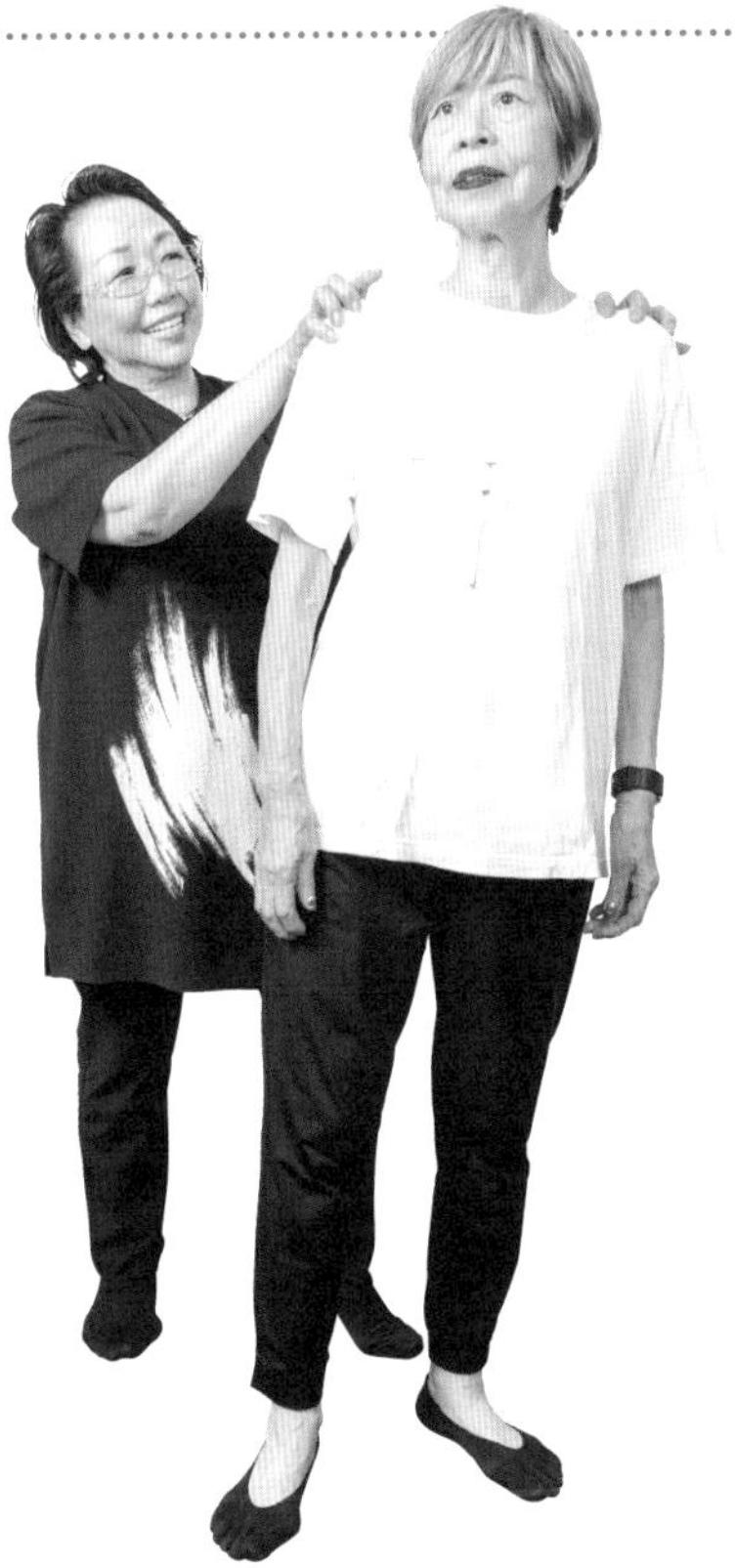

20年来とれなかった手のしびれ

整体でなんだかいい感じです

たこともあったんです。

南先生とはクルーズ旅行で知り合いになり、体のことを相談したら「整体」について教えていただきました。実際に先生から整体をやってもらったら、症状がみるみる改善してきて、サロンに通うのが、いまは楽しみになっています。

私の朝のルーティンは、ベッドから足を下ろして、かかとをトントン。かかとを上げて甲をグーンと伸ばして1日をはじめています。

こんなに元気！

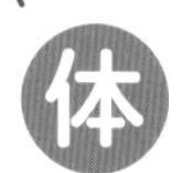

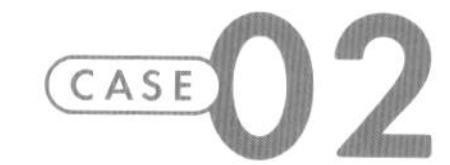

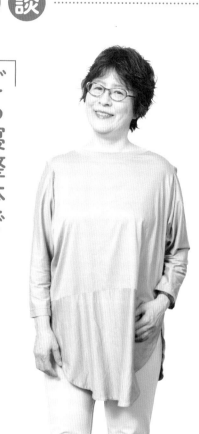

「ごろ寝整体でみるみる元気に。スッキリ朝起きられて疲れ知らず、ご機嫌な毎日です」

（高橋直子さん　60歳）

介護職についています。デイサービスが職場なので、腰に負担がかかるような仕事はないのですが、「老化」ということにはとても敏感でした。ジムに通ったり、加圧トレーニングをしたり、水泳やウォーキングなど、あらゆる

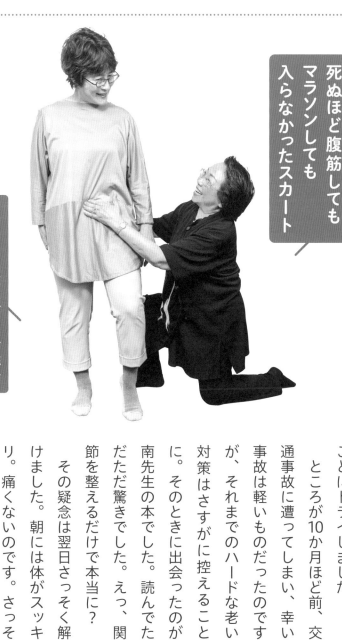

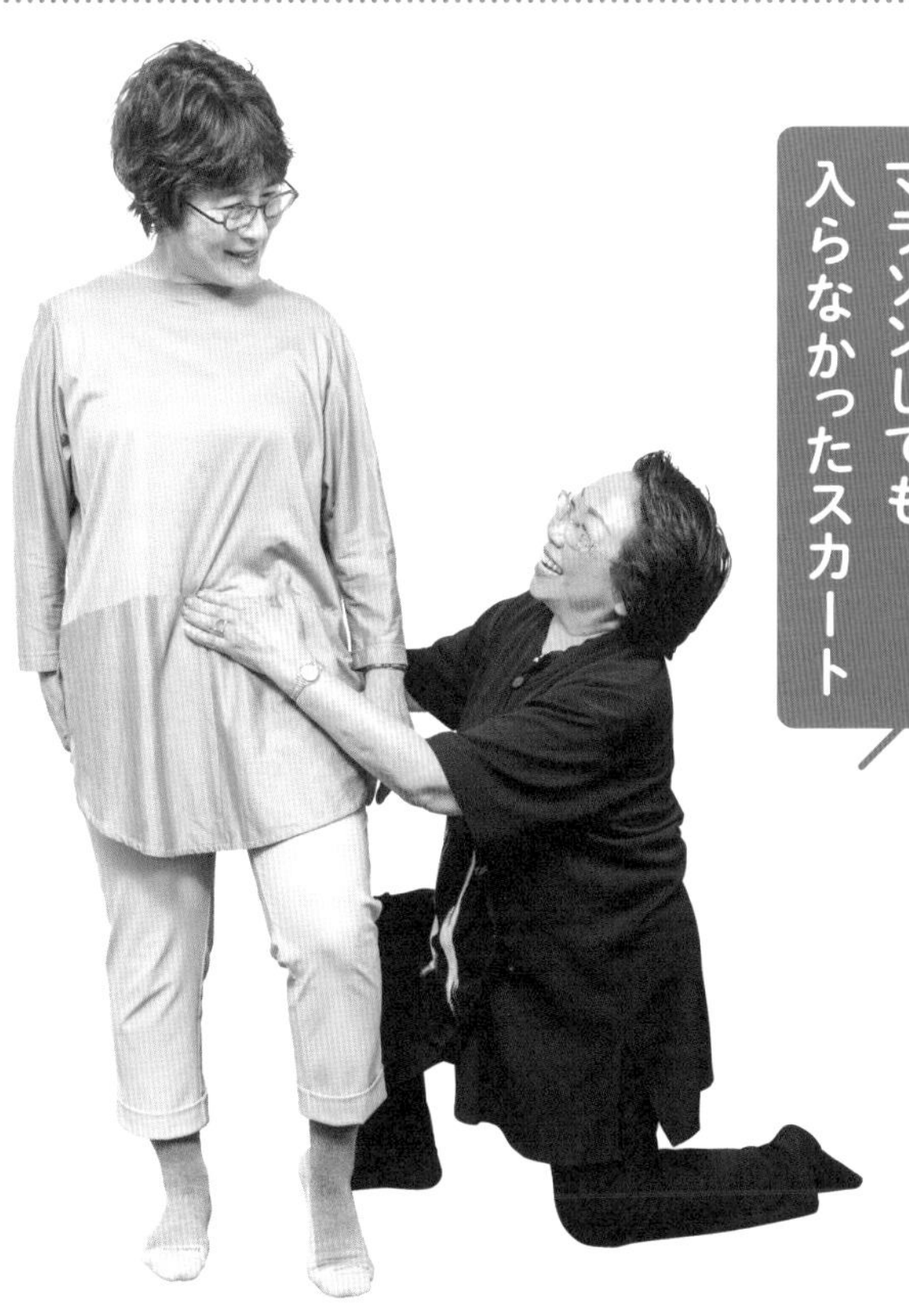
死ぬほど腹筋しても
マラソンしても
入らなかったスカート
こんなに簡単な体操で
するっと入るなんて

ことにトライしました。

ところが10か月ほど前、交通事故に遭ってしまい、幸い事故は軽いものだったのですが、それまでのハードな老い対策はさすがに控えることに。そのときに出会ったのが南先生の本でした。読んでただただ驚きでした。えっ、関節を整えるだけで本当に？

その疑念は翌日さっそく解けました。朝には体がスッキリ。痛くないのです。さっそく先生のサロンに通い、家でも整体を続け、毎日元気です。

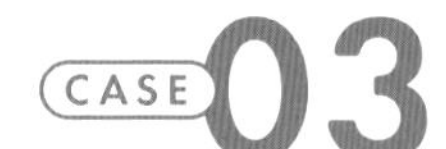

CASE 03

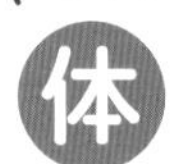
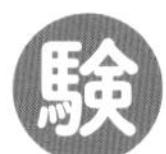

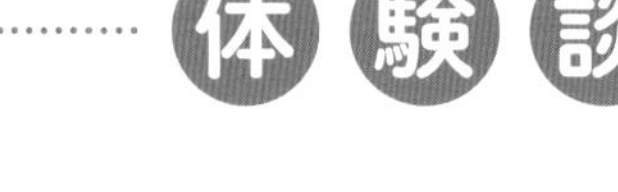

こんなに元気！

体験談

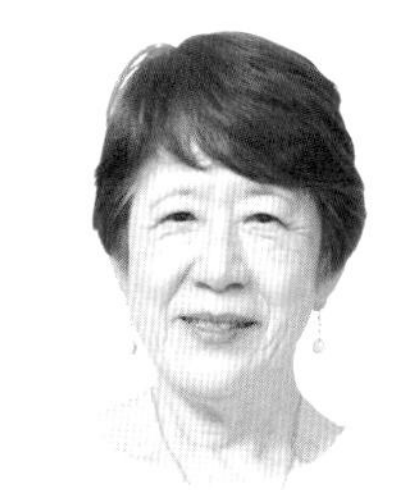
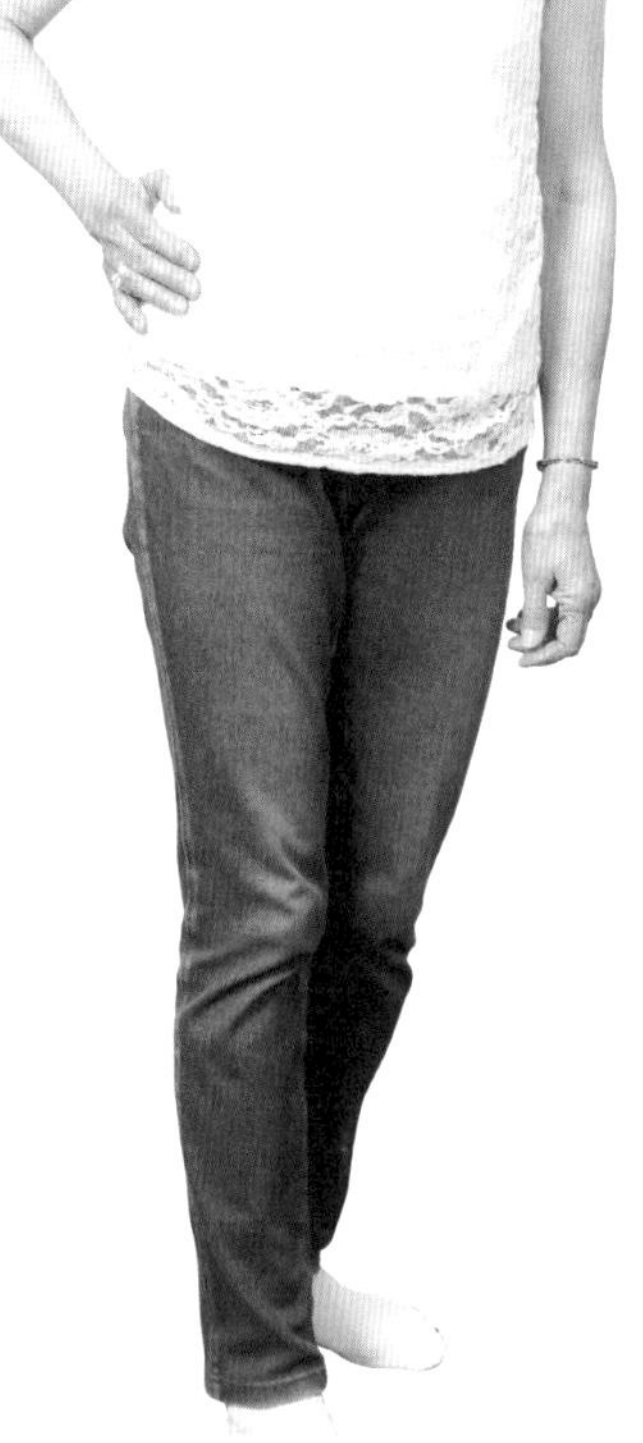

「朝の簡単な体操で
1日がスムーズに
スタート。
ポジティブなマインドで
日々過ごせています」

（稲村薫さん　74歳）

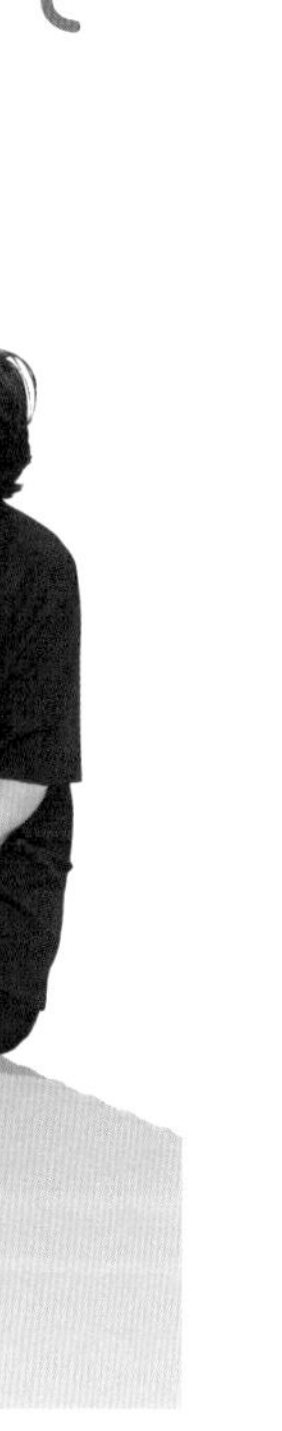

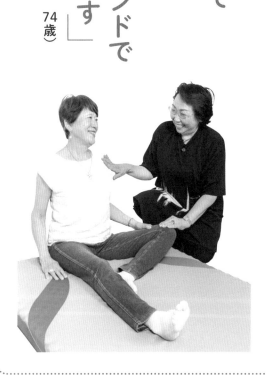

こんなに元気！

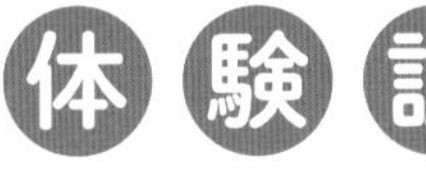
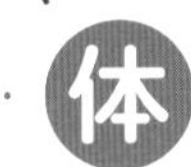
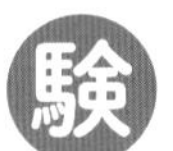

体験談

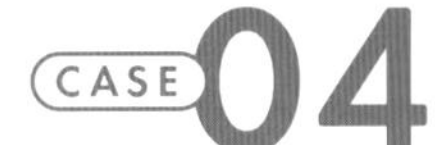

CASE 04

「75歳のいままで病気知らず。ゲートボールとボランティアを楽しむ日々です」

（千葉恵子さん　75歳）

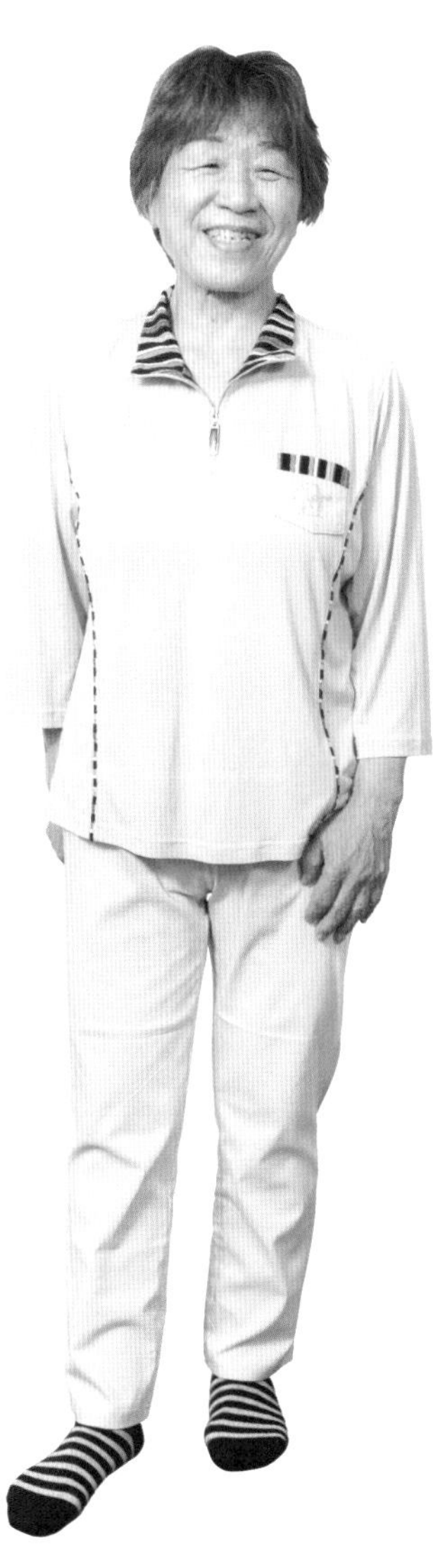

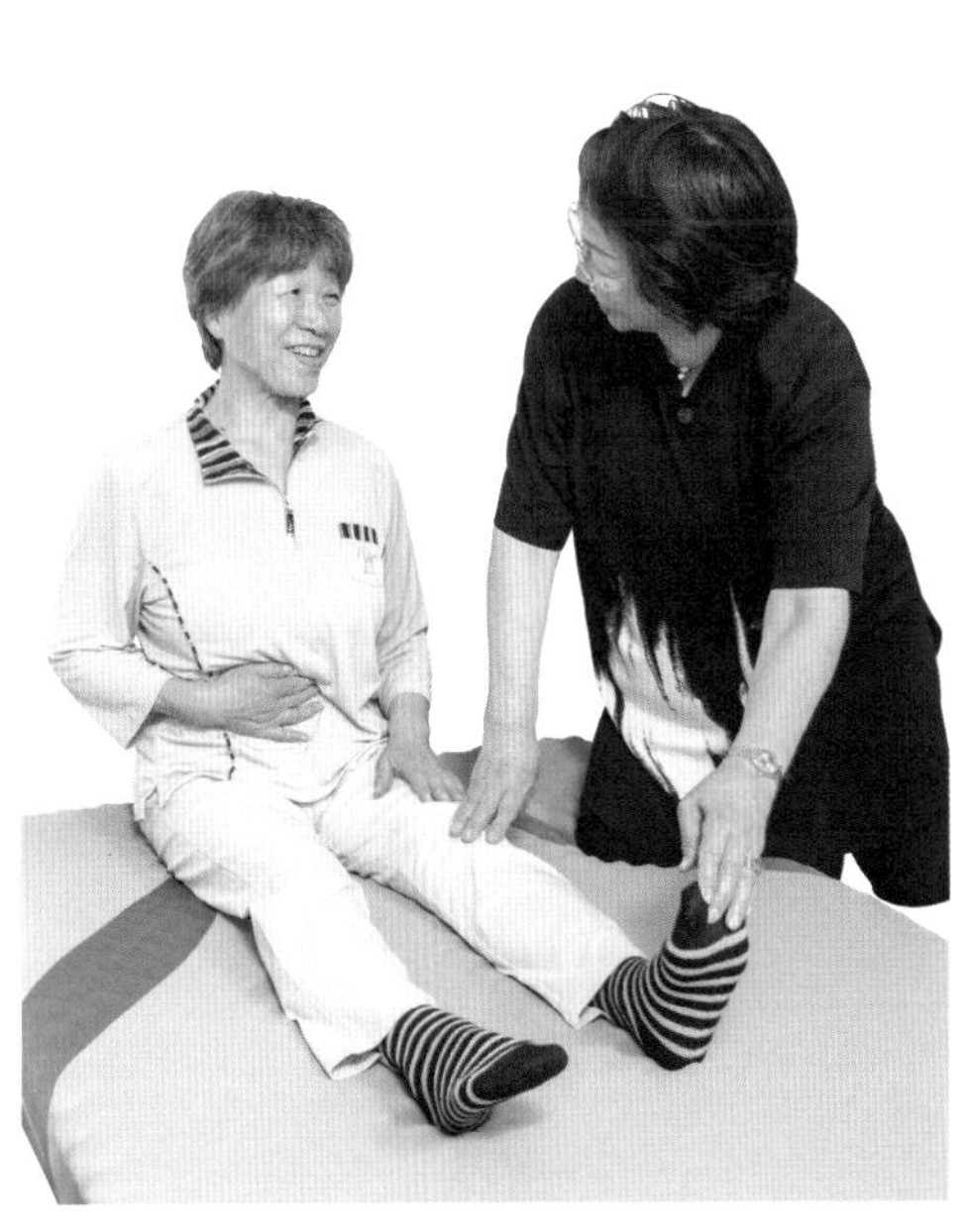

死ぬまで寝たきりにならない1日1分ごろ寝整体　もくじ

1章

「ごろ寝整体」でなぜ、寝たきりを防げるの？

2章 1日1分！やってみよう「ごろ寝整体」

3章

死ぬまで寝たきりにならない新習慣

衣装協力 easyoga
お問い合わせ先 イージーヨガジャパン
03-3461-6355 info@easyoga.jp

こんなに元気！体験談

1章

「ごろ寝整体」でなぜ、寝たきりを防げるの?

寝たきりを防ぐ秘訣はココにあり!!

ごろ寝だから簡単！安全！続く！

年齢を重ねると、体はさまざまな不調を訴えてきます。血圧の値が標準値を超えてきた、内臓脂肪の値が高く、このままの食生活を続けていたら、いずれは糖尿病の危険もある……。そう医師から告げられて愕然(がくぜん)としたという人は、多いのではないでしょうか。

「でも……」と、こんなふうに思っている人もいるはずです。

「最近、階段の上り下りがきつくて……。息も上がるし」

「段差があるなんて思えないところで、足がもつれてつまずきそうになるんです……」

加齢は確実に体の機能の衰えにつながっていきます。骨は脆くなり、関節にも不具合が生じはじめる。それらを取り囲む筋肉だって若いころとは違って、体を支える機能が減退していきます。

そうした不安は、急にやってくるわけではありません。「あれ？」と、日々重なる違和感があるはずです。それは人によって違いはありますが、40代、50代、60代からはじまることだってあるのです。

「いろいろと心配事は増えていくけれど、やっぱり体の自由を奪われるのはつらい……」

友だちとワイワイいいながら行けていた旅行も我慢しなくてはならなくなる、ひざや腰、うでや首、肩など、体のあちらこちらに「動き」を制限する痛みがあれば、必然的に日常生活に支障が出てきます。そんな不自由な思いは、絶対にいやですよね。

「介護にまではいたらないけれど、家事や身のまわりのことなどの日常生活に人の手を借りる必要がある」(要支援定義)

厚生労働省が「介護予防」として出したデータによると、介護未満の「要支援」の人が増えています。このデータから見えてくるのは、軽度ではあるものの、**体が思い通りに動かない状態が日常になって、転倒して骨折してしまう可能性が高くなってしまっていると**いうことです(13ページ参照)。

その結果は? 「要介護」段階に進み、寝たきりになってしまうことを視野に入れなくてはならなくなることがある、ということです。

そうならないために、「ごろ寝整体」で体の機能を整えてあげましょう。簡単ですよ。

ごろ寝だからと侮るなかれ!!

自重効果で関節・筋肉より整う!

寝たきりになるなんて、誰もが思うはずなどありません。

「足腰が弱らないように、1日1万歩歩くようにしている……」

「なるべくですが、エレベーターは使わないようにしています。もちろん、階段を上るときは手すりにつかまりますけど……」

ちょっと待ってください。足腰の衰えをなんとかしたいと考えているなら、直接〝筋肉強化〟に取り組むのではなく、〝筋肉や関節を正しく整えること〟からはじめてみましょう。**体の筋肉のねじれや歪み、関節詰まりがないかを知り、それらの機能が正しく働いているかに、まず意識を向けることがとても大切**になってくるのです。

年齢を重ねた体は、あちらこちらに歪みを抱えています。頭は想像以上に重い（約5キロ）ですし、上半身にはそのほかの骨や内臓もあります。その重みと骨盤を支えながら、整える役割を担っているのが、股関節です。

股関節は当然、下半身の脚（足）ともつながっています。上半身の重みは骨盤や股関節を介して下半身へとつながっていくのですが、この連動のどこかに歪みが生じていたら？ 歩くたびに体の関節に「負荷」がかかってしまいます。

「あごが前に出て前首（まえくび）になり、両肩も体の前面に出て前肩（まえかた）、要するにねこ背です……」

「ぎっくり腰をやったことがあるので、腰をかばっていたらひざに痛みが出てきて……」

そんな状態で長い時間、長い距離を歩いてはいけません。体の関節にかかっている負荷を、まず取り除くことが肝心。そのためには脚から連動している股関節の役割が重要です。

股関節は人の体のなかで骨盤と脚を連結する関節です。歩くというだけではなく、前後左右に自在に動きますから、日常の動作でおおいに働き、上半身の重さを受け止め貢献しています。

ゴロリと横になった状態で、その上半身の重みを受け止める役割を休めたまま、「整体」をして歪みを正すことが早道です。つまり、**股関節に重みがかかっていない横寝の体勢がいちばん効果的に全身をほぐす自重効果を発揮する**のです。ですから、ぜひリラックスして横になりやってみましょう。

姿勢がよくなって肺が広がる!!

呼吸が深くなって免疫力アップ！

「昔は、どちらかというと暑がりだったのに、歳のせいか、寒さに敏感になってきたんです」基礎体温が若いころより低くなっていたり、風邪をひきやすくなってなかなか治らない、疲れやすくなって1日中だるくって……。そんな変化を感じてはいないでしょうか。

それはすなわち、免疫力が低下しているからともいえます。免疫力とは、病原菌やウイルスが体内に侵入してきたときに、血液中の白血球が即座に出動してその異物を退治し、体を守ってくれる力のことです。また、ご存じだと思いますが、切り傷ができたときなどに、傷口が自然とふさがる、人がそもそももっている力のことを自然治癒力といいます。

その免疫力や自然治癒力は残念ながら加齢によって少しずつ落ちていきます。どんなに抵抗しても年齢の積み重ねには抗えません。でも、歳だからと諦めるわけにはいきません。

食生活を整えたり、規則正しい生活を送るなど、対策はありますが、**下半身の脚の歪み**

を正しながら上半身の前かがみやねこ背の歪みを直して、肺で新しい酸素をしっかりと体内に取り入れることが、とても重要になります。

「酸素をしっかり体内に取り入れることと整体って、どんな関係があるの?」

にわかにはイメージがしにくいかもしれませんね。その答えは「肺」にあります。

下半身の脚が衰え姿勢が悪くなると、それにともなって前かがみで歩くようになります。そして両肩が体の内側に丸まるようになって、背中も丸まり、ねこ背になってしまうのです。その状態だと上半身の内臓を守っている胸郭(きょうかく)が前傾してしまい、内臓が正しい位置から下に下がってしまいます。肺が圧迫されてしまうのです。

肋骨がウエストの位置まで下がっていませんか? ベッドに体を横たえてみてください。重力の負荷がなくなり、背面がリラックスすると、肋骨を上に動かすことができます。**肋骨が上がると肺が広がり呼吸が深くなります。**肋骨や肺の位置を確認してみてください。

いかがですか? 呼吸が深くなっている感じはしませんか?

酸素は栄養を熱エネルギーに変える役割を担っています。赤血球にくっつき、末端の細胞にまで栄養を届けていきます。当然、免疫力もアップして自然治癒力もアップしていく。**だから整体で体を整え、呼吸しやすくすることが重要なのです。**

かかとからの全身への刺激で骨が丈夫に!!

骨粗しょう症を防止できる!

人間の骨格（体幹）を基本的に構成しているのは「骨」です。そして、筋肉などのサポートを受けながら、私たちは日常生活で複雑な動きをしています。目には見えないのでイメージしにくいかもしれませんが、**骨はつねに生まれ変わり新陳代謝を繰り返しています。**古い骨はその役割を終え（骨吸収）、新しい骨をつくる作業（骨形成）に取って代わるということを繰り返しています。髪や爪が伸びて新しいものと入れ替わる。それと同じです。

その作業は加齢とともに活発ではなくなってきます。これには女性ホルモン（エストロゲン）がおおいに関わっています。女性ホルモンは骨を形成するときのサポート役。このホルモンが減少するのは閉経後です。

この時期（更年期）を過ぎたあたりから骨の「形成」はゆるやかになってしまいます。つまり、新しい骨がつくられにくくなるということ。新陳代謝のバランスが崩れはじめていくのです。ここでつけられる病名は**「骨粗しょう症」**。骨がスカスカの状態になり、脆くなり、骨折しやすくなりますし、骨折したら治りにくくなるのです。骨折したら寝たきりになる可能性だってあります。大変です。

骨量を増やすための対策としてあげられているのはカルシウムの摂取。カルシウムを多く含む食品を積極的にとることや骨を丈夫にする運動が推奨されています。日光を浴びることもその対策にあげられています。でも、足腰が弱り、家にいることが多い人にとっては、適度な運動が過度な運動になってしまい不調に陥る人も珍しくありません。

骨密度の検査を受けたことのある人はおわかりだと思いますが、それを測るのは「かかと」です。骨形成の速度が最初に落ちるのがかかとだからです。かかとは、骨密度を上げるために少しずつ刺激を与えなければならない部分なのです。

足首から下に注目してください。**歩くときの動作は、さまざまな関節と筋肉が連携して動くことができるのですが、地面と直接接しているのは「足底（あしぞこ）」です。かかとはその中心的役割を担っています。ここに刺激を与えることはとても有効なのです。**本書では、かかとに刺激を与えるごろ寝整体を紹介しています。骨を丈夫にするためにぜひ取り組んでください。

関節の詰まりと関節のねじれを直し、脚の曲がりを改善!!

転びにくい体になる!

こんな経験をしたことがある、あるいは、現在日々、そう感じているという人は多いのではないでしょうか。

「意識では前に進もうとしているのですが、それと脚の運びとが合わない。ズレているんです。なんだかもどかしい……」

つまずいて転んでしまう危険は大きいですね。ここで質問です。脚が曲がってきたり、歪んできてはいませんか？ ひざがくの字に曲がっていたり、脚がO脚になってはいませんか？

脚の曲がりが年々気になってきているという人は、やはり股関節が歪んでいるということなのですが、ほとんどの人はそれに気づくことはありません。

股関節は上半身の重みを受け止めています。可動域が広いがために、上半身の骨に歪み

が生じると股関節に負荷がかかり、逆に、股関節が歪んでいると、その歪みが原因で脚が歪み、上半身に伝わって上半身にも歪みが出てしまいます。まさに負の連鎖が起こるのです。

その影響はさらに下半身の骨や筋肉にもおよびます。股関節から続くもっとも大きな骨である「大腿骨（だいたいこつ）」が、まっすぐ下に伸びなくなるのです。**大腿骨が本来の方向にない状態が長く続くと、ひざ関節がズレてしまい、そのまわりの筋肉は関節詰まりをサポートするために硬く固まってしまいます。**

もともとはO脚ではなかったのに、歩く姿が鏡に映ったときにハッとすることってないですか？　両ひざの間からうしろの景色が見える……。いやですよね。

こんなときたいていの人は「これが歳をとるってこと？」といった諦めの思いを抱くのかもしれませんね。

視点を変えてみてください。若くても、歳を重ねても、人の骨格は変わります。多くの男性も女性も年齢に関係なく脚が歪んでいますが、**関節を正しく整えると、ひざのくの字曲がりも、脚の歪みも改善する**ものなのです。

脚の骨が曲がっていると感じるのは間違いです。関節の連結部分の筋肉がズレたり、ねじれたりして脚が歪んで見えているのです。

骨盤底筋を効率的に鍛えられる!!

失禁・夜間頻尿を防止できる!

若いころは想像もしていなかったことが、年齢を重ねると起こってきます。排せつの悩みもその1つでしょうか。

「夜中に3回はトイレに起きてしまう。水分を控えているのに……」

「トイレに行きたいと思っても、昔はしばらく我慢できていたのに、その時間が短くなってきた」

そんな実感をもっている人はきっと多いはずです。くしゃみをした瞬間に「あれ?」と思うこと、ときには、間に合わなくて「悲しい……」経験をしたことのある人もいるのではありませんか。歳だから、となかば諦めてしまっているとはいえ、やはり、それはとても寂しい思いでしょう。

そう感じている人に、ここからは「筋肉」の話をします。

股関節と連動しているのは「骨盤」です。骨盤は1つの骨で構成されているわけではありません。腸骨、坐骨、恥骨、仙骨、尾骨の5つの骨で構成されていて、それを下から支えているのが骨盤底筋や股関節、腰まわりの筋肉です。

また、骨盤のなかの臓器を内包しているのが骨盤まわりの筋肉です。**前かがみの姿勢によって骨盤が前傾し、それによる内臓下垂で骨盤内の内臓が下がると、骨盤底筋がゆるんできてしまいます。**

骨盤底筋には、内臓の位置を正しく保つ働きがあります。排せつを促し、調節をすることにも機能しています。排せつの悩みは、このようにこの骨盤底筋がゆるんでくることからはじまります。

骨盤底筋は、トレーニングをしてモリモリとつく筋肉ではありません。骨盤内には、子宮や卵巣、膀胱、直腸などの臓器があり、内包しているのですから、この筋肉にはぜひ、注目していただきたいですね。

「ごろ寝整体」で上半身からの内臓下垂を解消しながら、足底から連動する骨盤まわりの筋肉を鍛えることで、骨盤底筋に連動している筋肉を鍛えることが大切です。

脚の抗重力筋が鍛えられる!!

毎日元気に気もちよく歩ける！

階段を上がるときは手すりにつかまっていないと、少し怖い。少し歩くと、「どこか座れるところはないかな？」と周囲を見渡してイスを探してしまう……。うなずいている人は多いでしょうね。こうした兆候が現れたら、体を上に伸ばす「抗重力筋（こうじゅうりょくきん）」が衰えはじめているということだと考えてください。

「抗重力筋って、なに？」

耳慣れないかもしれませんね。ご説明しましょう。

私たちの体は、日常生活で筋肉が「縦に伸縮する」「横に伸縮する」「斜めに伸縮する」などの筋肉の働きで動かすことができています。「イスから立ち上がる」「イスに座る」「体を回してひねる」「歩く」「走る」「立つ」など縦・横・斜めの筋肉がバランスよく動くようにできています。

抗重力筋とは、体のなかで重力に抗って縦に伸びる筋肉群のことです。重力はつねに上から下へ上半身から下半身へと伝わっています。そのため、筋肉が弱くなると関節が詰まりやすく、体が前のめりに歪む特徴があります。抗重力筋は上から下へ働く重力に抵抗するように縦に伸びる筋肉群なのです。

この筋肉は、体の関節が歪んだり、ズレたりしないように、正しい位置をキープするように働く筋肉です。しなやかに伸縮して体のバランスをとってくれています。

この筋肉が十分に働いていれば、体のバランスは保たれています。でも、下半身の脚や股関節、上半身の背骨や首などの関節の位置がズレたままでは、まわりの筋肉が硬く固まっているため簡単には正しい位置に戻りません。本来の関節の位置に戻すには、下半身の足底からほぐしていきましょう。

ポイントは、重力の影響をもっとも受けている股関節が、正しい位置にあることです。「ごろ寝整体」は、ごろ寝で股関節に負荷をかけずに行いますから、股関節がズレて横広がりになることはありません。ひとまず、寝ながらのエクササイズで抗重力筋を足底からゆっくりと、鍛えていきましょう。弱って硬くなって神経伝達が悪くなっていた脚が目覚めるのはここから。必ず変化が現れます。

姿勢がよくなって、血液・リンパの流れが改善!!

肌ツヤがよくなる！ 若返る！

同じ年代の人を見て、「あ、若そう」と感じる人の特徴はなんですか？
「背筋がピンと伸びている」「元気で疲れが見えない」「全身の肌や髪が美しい」そうですね。基本的に、体が曲がって見える人は年齢を感じさせてしまいます。背中が曲がり、脚も開き、つねに前かがみでいる姿勢は、若さとはほど遠いですね。ときどき気づいて、自らの背中をスッと立ててはみるものの、よい姿勢は長続きしません。

「ごろ寝」で整体することのメリットは、ここにあります。

姿勢が悪くなる、つまり、ねこ背になってしまうのは、股関節の歪みによる影響はもちろんなのですが、それだけではありません。**若く見えるためには「肩甲骨」が大事です。**股関節の歪みから連動して前かがみになると、上半身の肩甲骨周辺の筋肉も硬くなってしまっていますから、肩甲骨まわりの筋肉をほぐしてゆるめることが重要です。

肩甲骨は背中の見た目を印象づける大きな骨です。首から肩、そして背中のラインが「きれい！」「健康的！」と見えるかどうかは、この肩甲骨まわりの筋肉や肩関節まわりの筋肉が重要な役割を果たしています。左右の肩甲骨が両側に広がると、背中は横に広がって丸まり、背中がとても大きく見えてしまいます。また、ねこ背や前肩にもなります。

「ごろ寝整体」は、肩甲骨まわりの筋肉を自然にゆるめてくれます。

仰向けに寝ころんで背中が下になると、背中の筋肉がゆるみます。それとともに、立っているときに重力に逆らおうとする筋肉群（抗重力筋）も緊張がほぐれてゆるみます。まず、その感覚を感じてください。

体のあちらこちらに起こる関節の歪みや詰まりは、血液やリンパの流れを阻害します。リンパは体内で不要になった老廃物を掃除しながら体外に排出する役割を担っているのですが、この機能が停滞するとどんなことが起こるのか？

体にどんどん不要なものが溜まっていってしまいます。体流が悪くなってしまうと免疫機能に関わる白血球にも影響をおよぼします。疲労物質が体に溜まり、さまざまな不調が現れ、肌荒れ、むくみ、頭痛などの不調に陥り疲れやすい体になってしまうのです。**まず横寝で筋肉や関節まわりをゆるめ、血液やリンパの流れをよくすることからはじめましょう。**

おすすめは朝起きたら布団で1分!!

体が気もちよく伸びて朝から元気

人の体はいつか衰えます。遅かれ早かれ、そのときはやってきます。

「終活」という言葉がちまたには飛び交っていますが、自らの人生最後のときに、家族にだけは迷惑をかけたくない。そんな思いを抱いている人が多いと思います。

人生は100年時代ともいわれています。足腰がしっかりしていて、人の手を借りなくても、1人でどこにでも出かけられる、買い物に行って重い荷物をもって帰ることができる、100歳まで元気に生きる、それが実現できるなら、本当に幸せなことです。

でも、体の衰えは、確実に、自らが認識することとなります。それは自然なことなのだと思います。「ピンピンコロリ」というフレーズは、誰もが望んでいることです。多くの人が100歳まで生きる時代を迎えたからこそ、努力できるのだと思います。

体の運動能力が衰えても、できることはたくさんあります。朝の布団（ベッド）の上で

できる簡単な整体がそれです。整体といっても、人の手を借りる必要はありません。自らの手や脚をベッドの上で動かすだけです。

実際にやってみていただけるとわかると思いますが、1つ1つの動作はとっても簡単でゆったりしていて、上半身からの重みの負荷がかかりません。いままであまり動かしてこなかった関節には少しだけ違和感を感じるかもしれませんが、それも繰り返すうちに血液やリンパが流れて「気もちいい〜」と思えるようになってきます。そうなったら、関節詰まりや筋肉の硬さがとれて体の準備は整っているということの証です。

朝、起きて、ちょっと眠りが浅くて快眠ではなかったとしても、そのまま横寝でとにかく体を動かす時間をつくってください。ほんの1分（10を数えながら6回）で十分です。

2章でその整体については詳しくお伝えしますが、朝の1分のルーティンで、歪んだ体を整えてください。何年もかかり歪んできたのですから、一朝一夕とはいきません。ゆったり焦らず整えていきましょう。

自分の足で歩いて買い物に行く、旅行にも行く、毎日の散歩が楽しみになる。姿勢よく歩けることはなんて素敵でしょう。毎朝の整体がそれを実現してくれるはずです。

ごろ寝整体Q&A ①

Q 「ごろ寝」だと効果が薄い気がするのですが、むしろ効果が高いのはなぜですか？

A 「ごろ寝」で行うことで、「立つこと、座ること」で起きる地球の重力の上から下への負荷が軽減されるため、骨と関節がほぐれやすく、筋肉が固まりすぎないというメリットがあります。また、転倒の心配もありません。家のなかで行えるので天候にも左右されませんし、1分で簡単にできるので継続しやすいというのもポイントです。

Q 何歳からでも筋肉を鍛えることはできますか？

A 無理して筋肉を鍛えるのではなく、「ごろ寝整体」で骨と関節を整えながら、筋肉づくりをすることは何歳からでも可能です。

Q あちこち体が痛く、動くことが億劫（おっくう）です。こんな私でも「ごろ寝整体」に取り組めますか？

A 痛い部分や動かせない部分をなんとかしたいと考えず、痛くないところや動くところから少しずつ動かしてみてください。すると、急がば回れで体は変わってきます。

Q 骨折してからあまり歩けなくなりました。このまま歩けなくなるのではないかと心配です……。

A 「ごろ寝整体」を続けることで徐々に歩けるようになります。赤ちゃんのように基本に戻って、寝ながら関節をほぐし、筋肉を伸縮させ、立って歩くための体力をつけましょう。赤ちゃんが寝返りした！手足をばたばた動かした！ハイハイした！と喜ぶような気もちで、少しでもできたら自分をほめてあげましょう。

2章

1日1分！
やってみよう
「ごろ寝整体」

まずは1日1分から!!

「ごろ寝整体」をやってみましょう

さて、ここからは実際に「ごろ寝整体」を実践していきましょう。

「ごろ寝」というと、ダラダラとしたイメージがあるかもしれませんが、この整体にそのイメージはいりません。**体を横たえて、自らのその重みで歪んでいる関節を整えていく、緊張している筋肉をゆったりとさせてあげる。**そのイメージで取り組んでください。

加齢とともに筋肉は弱ってきます。バランスも悪くなってきます。その状態で立って行うストレッチやエクササイズをすることは、少しハードルが高いはずです。無理して体を痛めてしまっては本末転倒です。ぜひ、自分の体の声をよく聴いて行ってみてください。

ごろ寝で体に重力の負荷がかからないと、むしろ手足の動きがスムーズになりませんか？

「グーグー・パタパタ体操」→横になったままで、足の指をグーッと握ります。握ったら今度は足首をパタっと倒して伸ばします。

「かかと落としトントン」→横になってひざを立て、かかとを上げます。上げたかかとをストンと落とします。

「ひざ曲げひざ倒し」→片ひざを立てて、体の横にパタンと倒して、その足をスリスリと下ろしてきます。

いかがでしたか?

「本当にこんなに簡単な整体で、効果はあるの?」

みなさんそう思われることでしょう。

朝起きて、ベッドの上でやってみてください。まず1分で十分です。体をほぐす感じで、無理せずゆっくりと。気もちいいはずです。体が軽くなることを実感できると思います。

まずひと通り行ってみて、気に入ったものから続けてみてもOKです。また、写真では整体のやり方がよくわからないという方のために、「ごろ寝整体」にはQRコードがついています。読み込んで動画で確認することもできますので、ご活用ください。

巻末には「プログラム」も掲載してあります。簡単なコースや肩こりなどの部位別コースもありますので、組み合わせて行ってもいいでしょう。どんどん活用してください。

グーグー・パタパタ体操

末端から筋肉をほぐして動ける体に

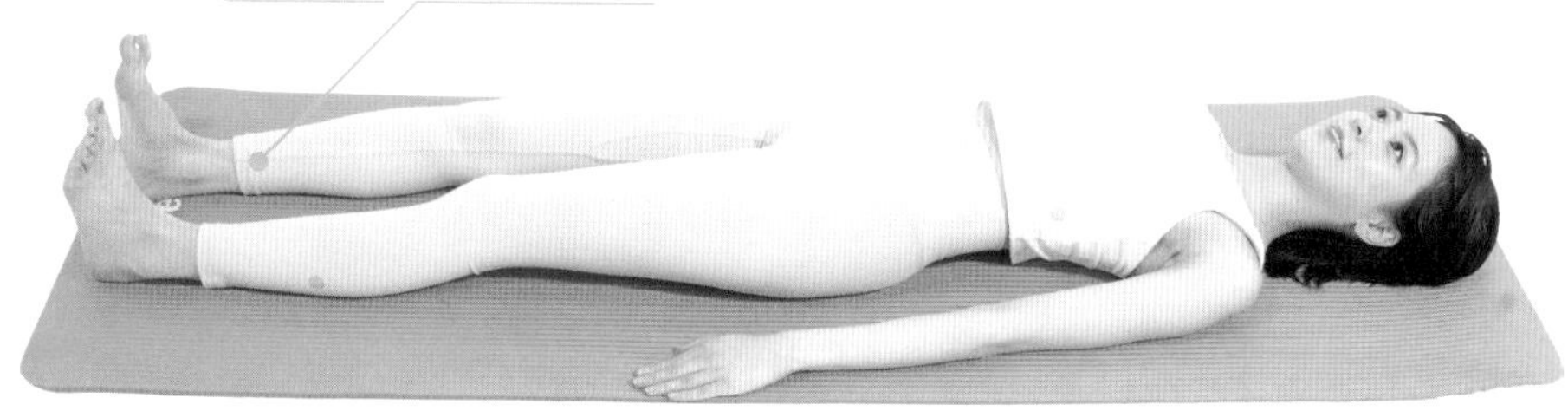

1 仰向けに寝て、股関節幅に両脚を開き、手の甲を上にして両手は体の脇に。かかとは床につけ、つま先は90度にUP。

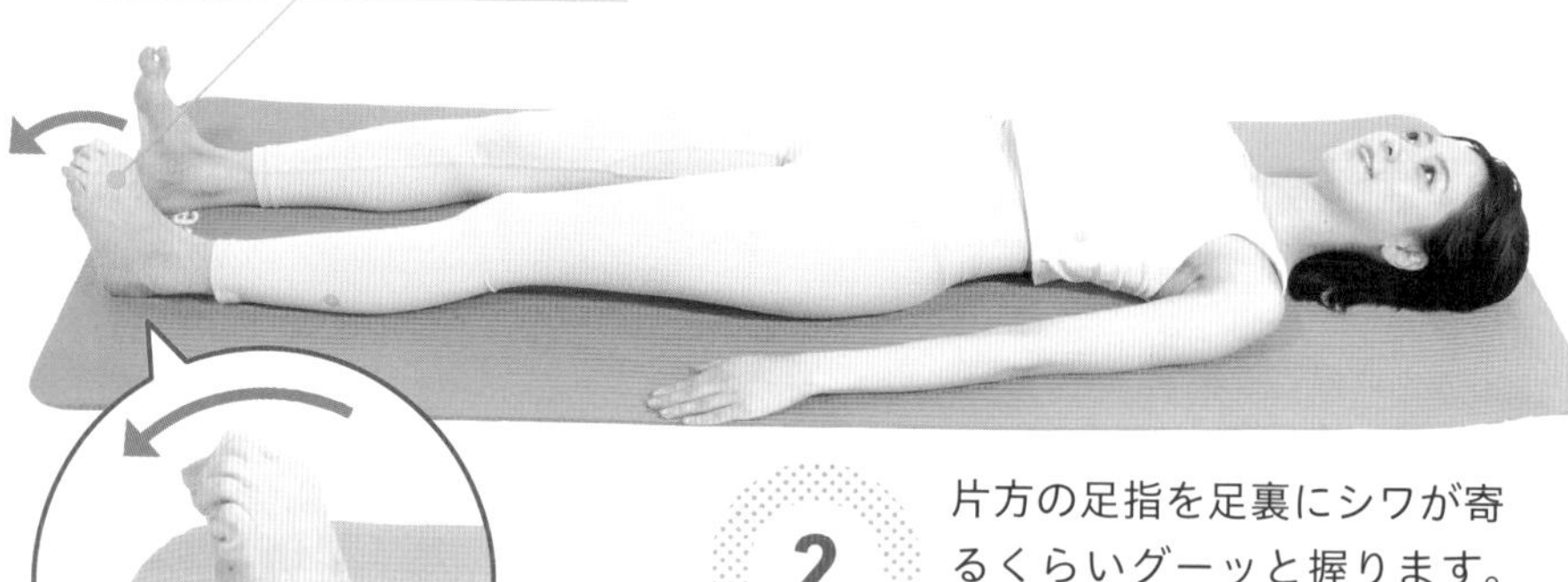

2 片方の足指を足裏にシワが寄るくらいグーッと握ります。グーグーと5回握りましょう。

どんな整体効果がある？

元気に歩けなくなると、足の指、足首、足の甲や足の底が柔軟性を失いがち。足先は血液を全身に送るポンプでもあります。朝起きたときにグーグー・パタパタ。歩く1歩と同じ効果がありますからぜひやってみてください。

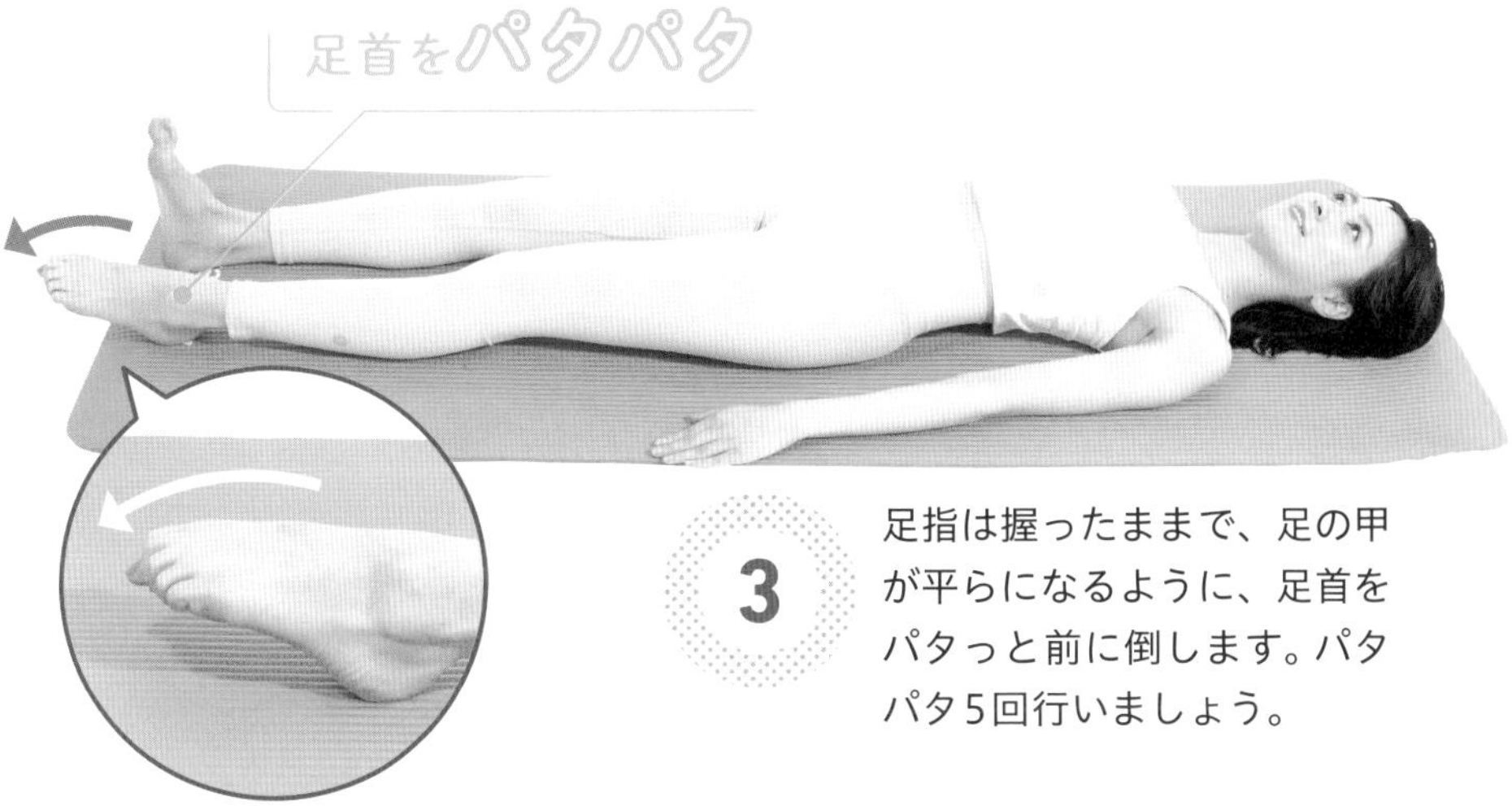

足首をパタパタ

3 足指は握ったままで、足の甲が平らになるように、足首をパタっと前に倒します。パタパタ5回行いましょう。

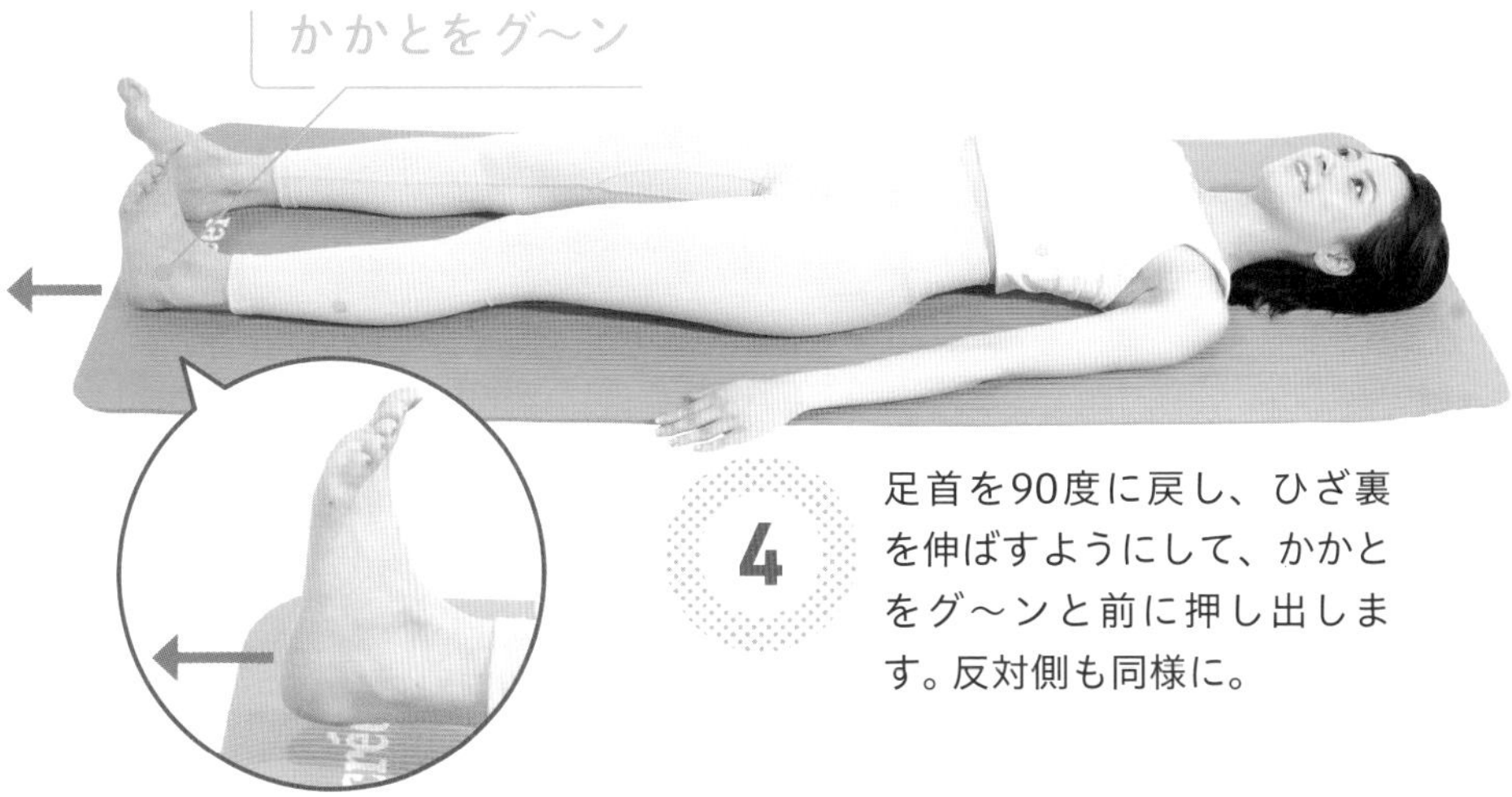

かかとをグ〜ン

4 足首を90度に戻し、ひざ裏を伸ばすようにして、かかとをグ〜ンと前に押し出します。反対側も同様に。

かかと落としトントン

骨に刺激を与え
骨細胞を増やす

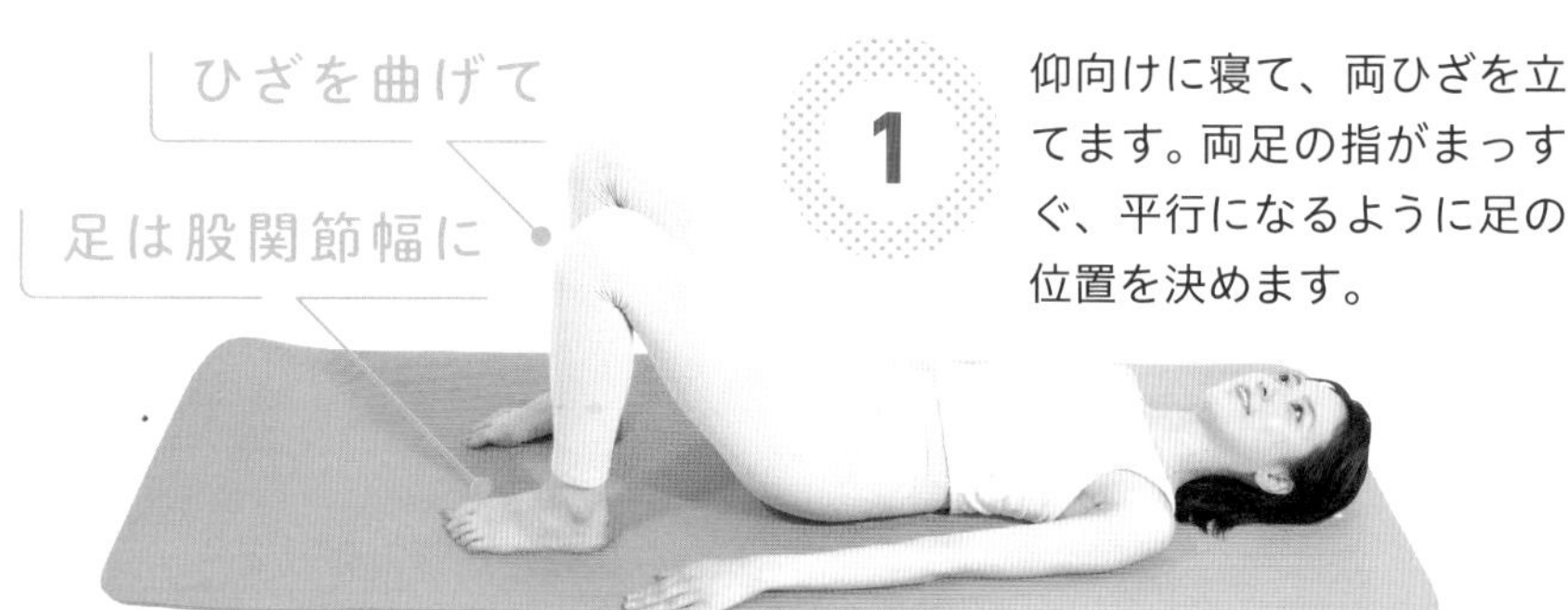

1 仰向けに寝て、両ひざを立てます。両足の指がまっすぐ、平行になるように足の位置を決めます。

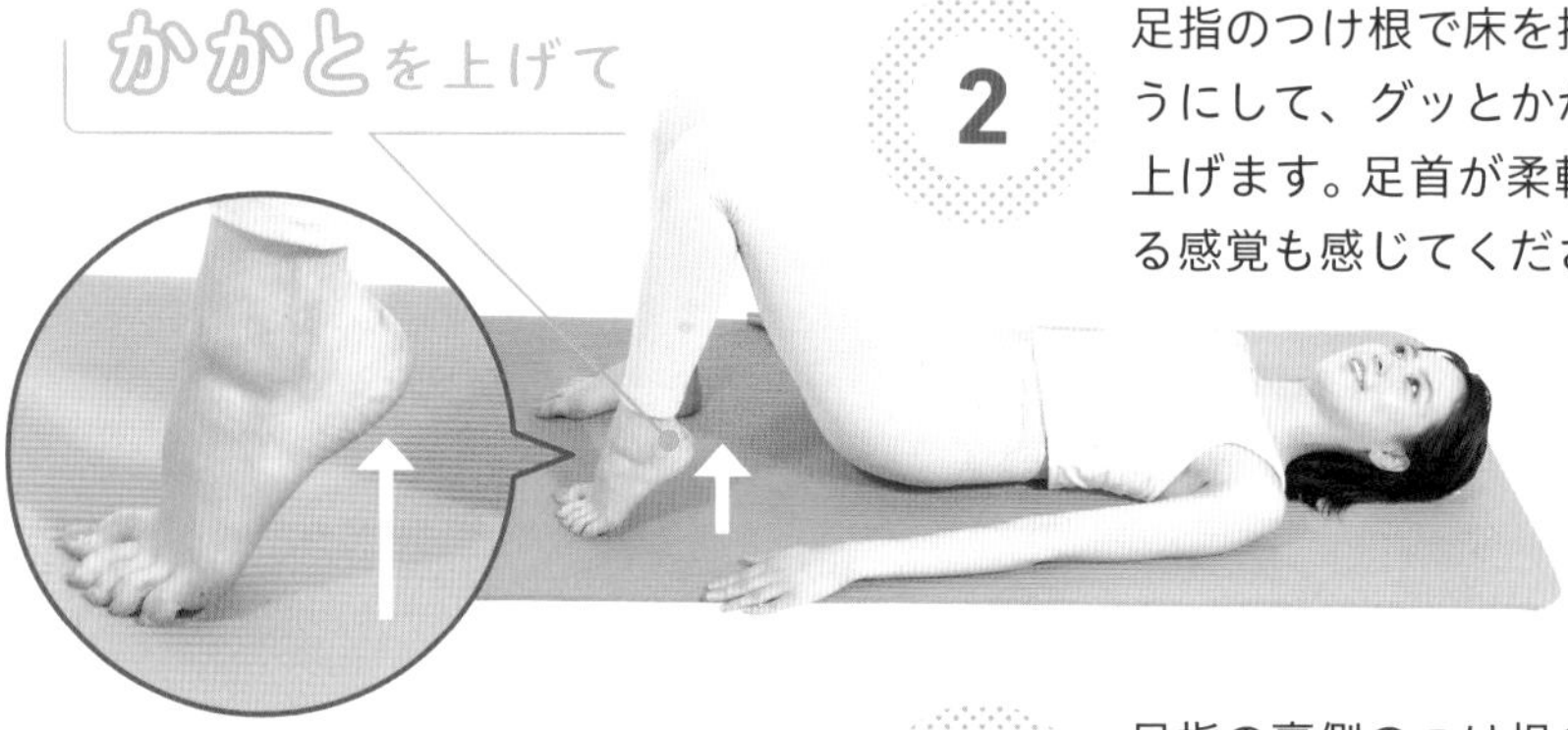

かかとを上げて

2 足指のつけ根で床を押すようにして、グッとかかとを上げます。足首が柔軟になる感覚も感じてください。

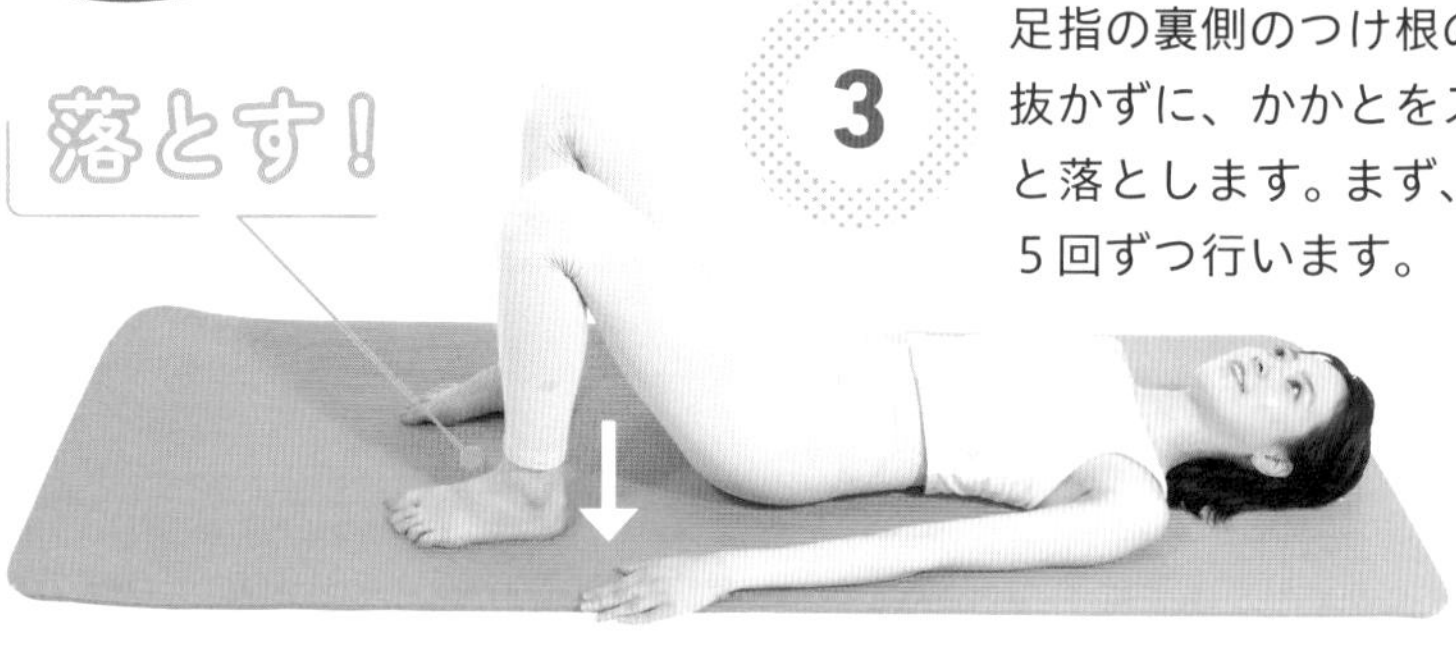

落とす！

3 足指の裏側のつけ根の力を抜かずに、かかとをストンと落とします。まず、片足5回ずつ行います。

どんな
整体効果が
ある？

骨密度は年々減少していきます。骨が脆くなってしまうと、骨折などの危険も出てきます。全身の重力を受け止めているかかとには、それに抵抗する力があります。刺激して新陳代謝を促し、カツを入れましょう。

両足の
かかとを
上げて

4 今度は両足をそろえて行います。両足の親指側面と、ひざもくっつけてかかとを上げます。

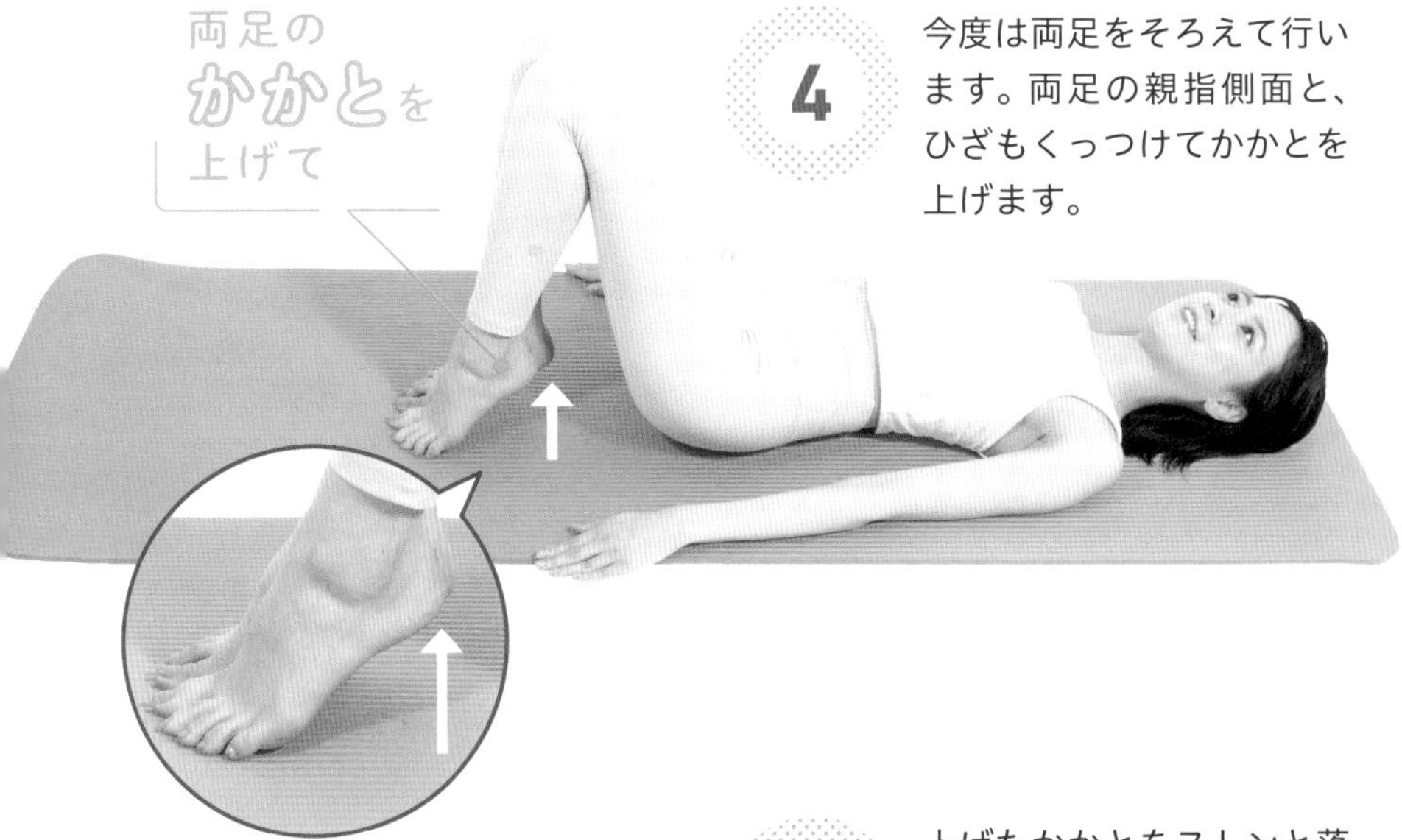

落とす！

5 上げたかかとをストンと落とします。骨細胞がかかとから受けた刺激で新陳代謝を上げます。

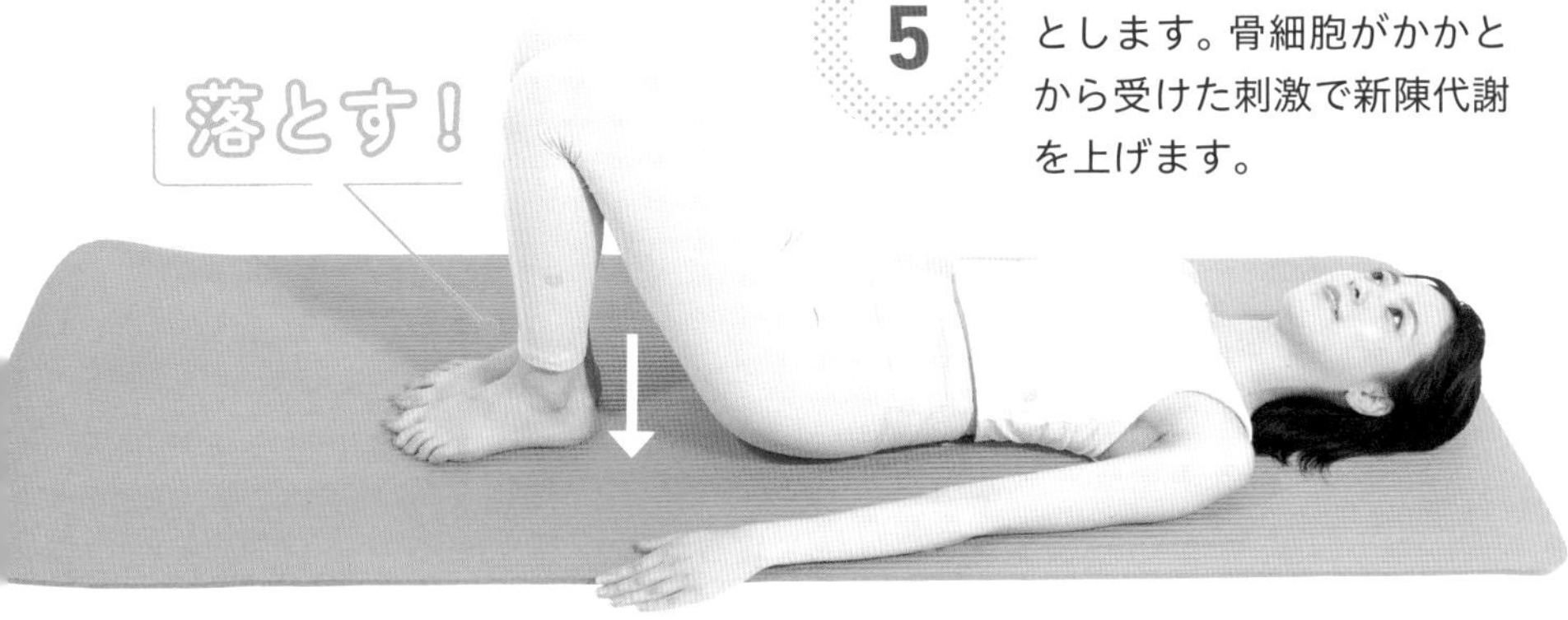

ひざ曲げひざ倒し

股関節をほぐして
可動域を広げる

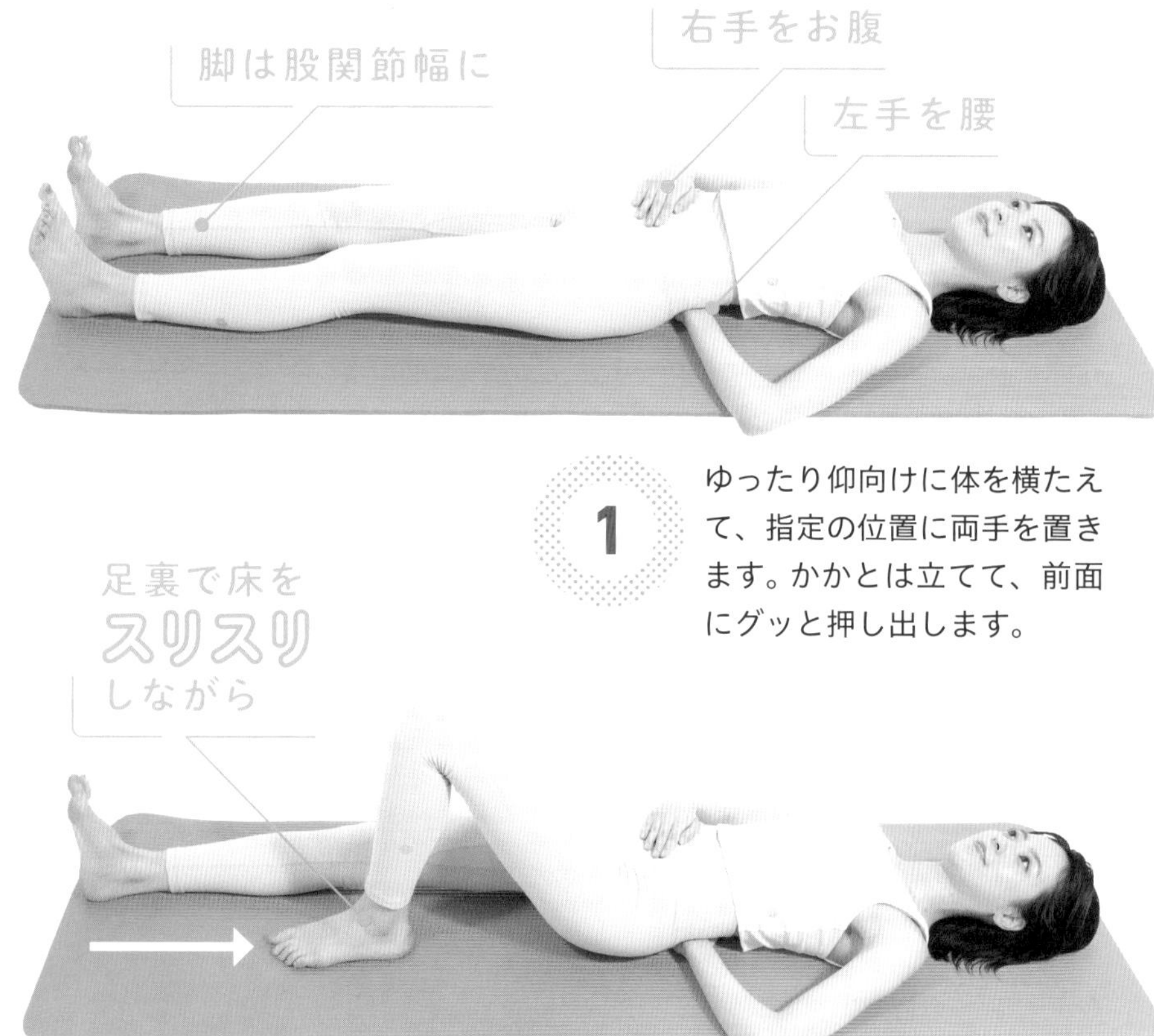
脚は股関節幅に
右手をお腹
左手を腰
足裏で床を
スリスリ
しながら

1 ゆったり仰向けに体を横たえて、指定の位置に両手を置きます。かかとは立てて、前面にグッと押し出します。

2 左脚の足裏を床にはわせるようにスリスリしながら、ひざを立てます。最初はあまり深く角度はつけないで。

どんな整体効果がある?

股関節をほぐす整体です。股関節が硬くなっていると、ひざをパタンと倒すときに背中が浮きますから注意してくださいね。あくまで気もちのいい範囲で。片方5回行ったら左右の手を入れ替え反対側も同様に5回行います。

動画で
check!

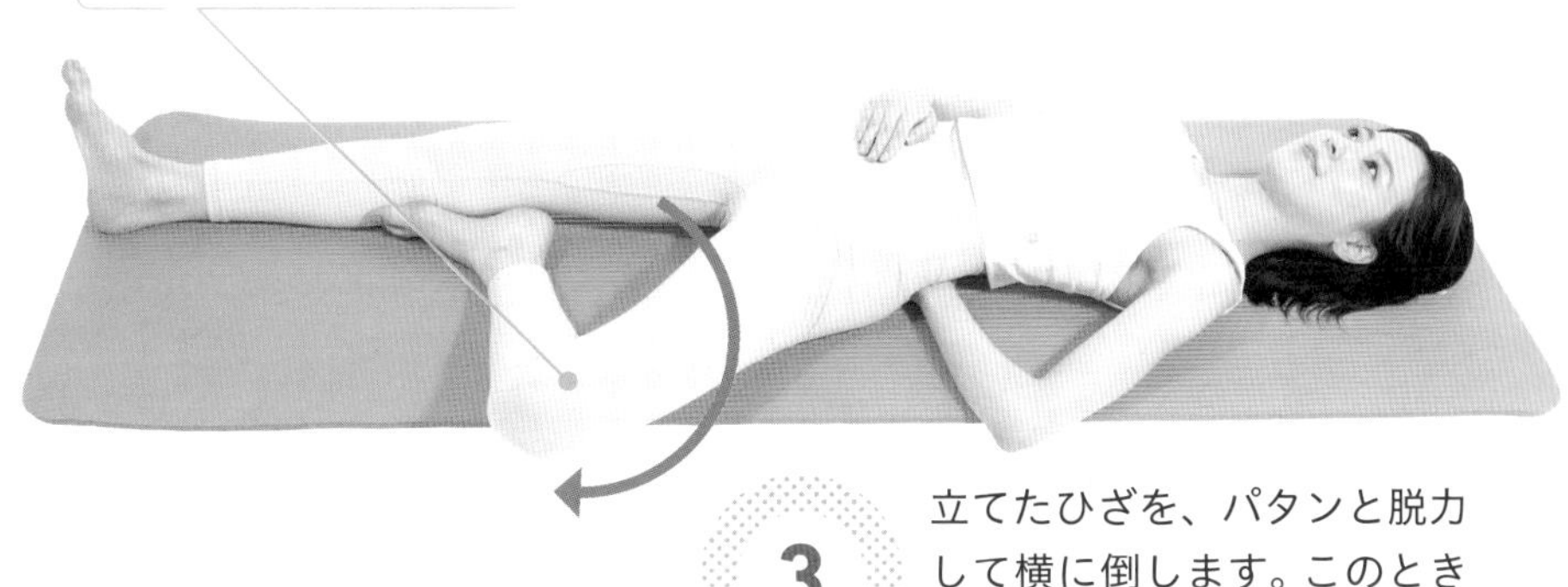
パタンと脱力

3 立てたひざを、パタンと脱力して横に倒します。このときひざは床につきますか？　背中は浮いていませんか？

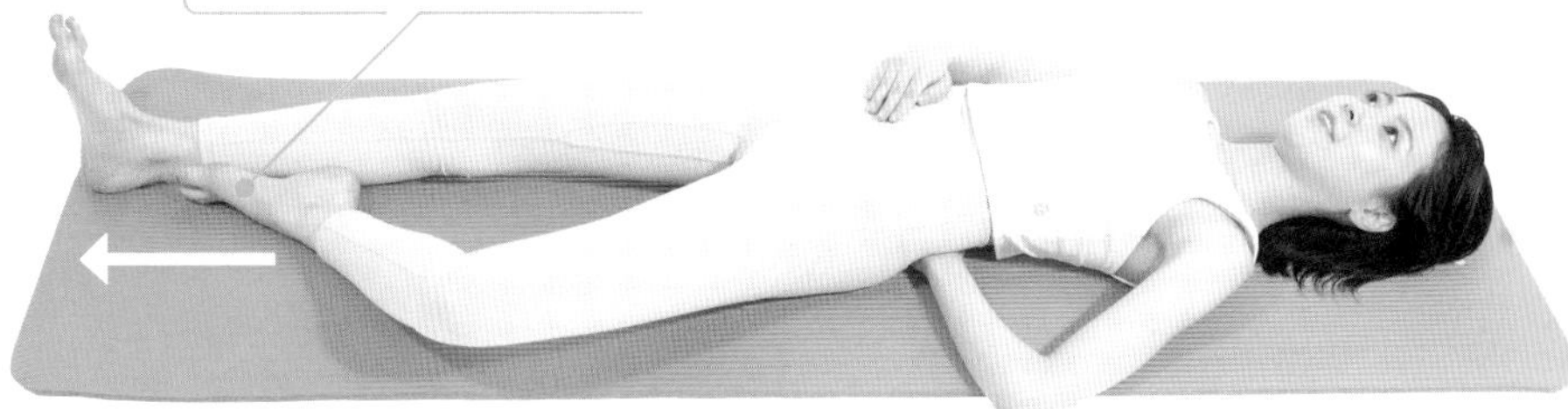
軸足に足裏を
そわせながら
スリスリ戻す

4 倒した脚の足裏をもう一方の脚にそわせてスリスリと下ろしていきます。最後はかかとをグッと押し出して脚を伸ばします。

股関節上げ

骨盤を整えて
骨盤底筋を鍛える

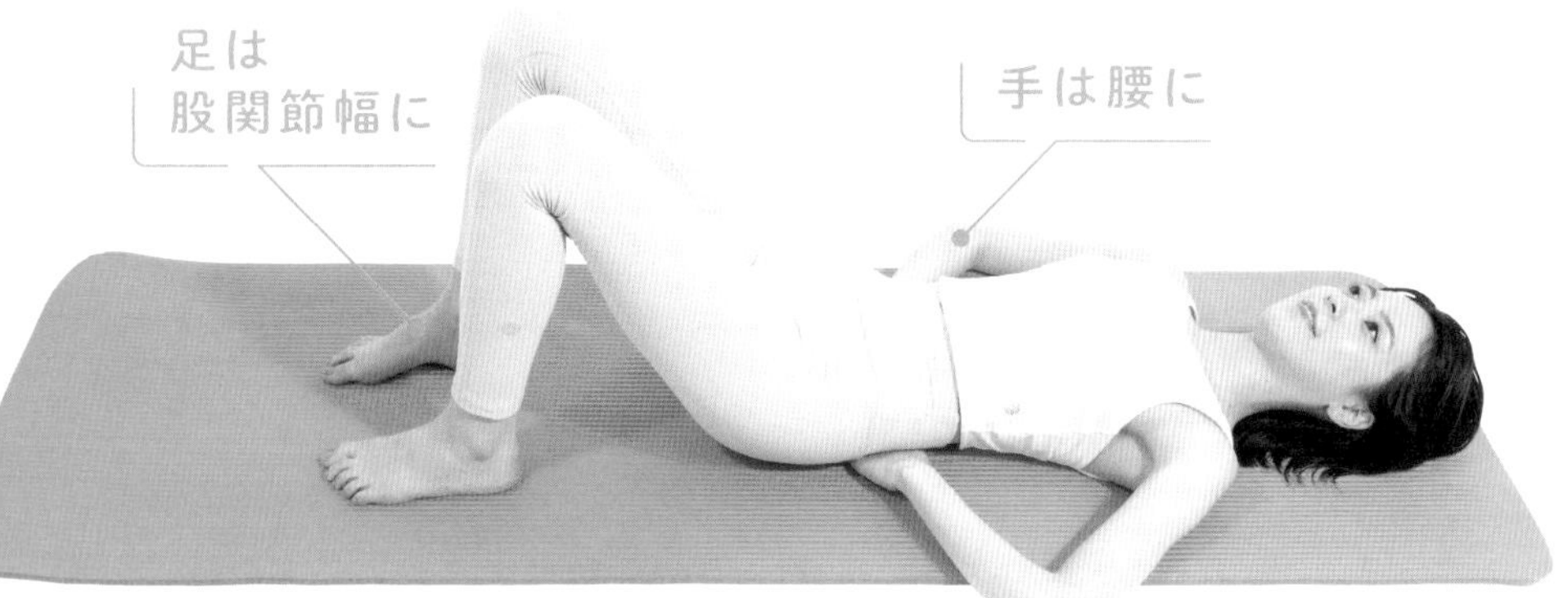

手の甲を上にして腰の下に入れ、ひざを立てます。まず、骨盤の位置を確認して、足底は床にしっかりとつけて。

真横から
見ると…

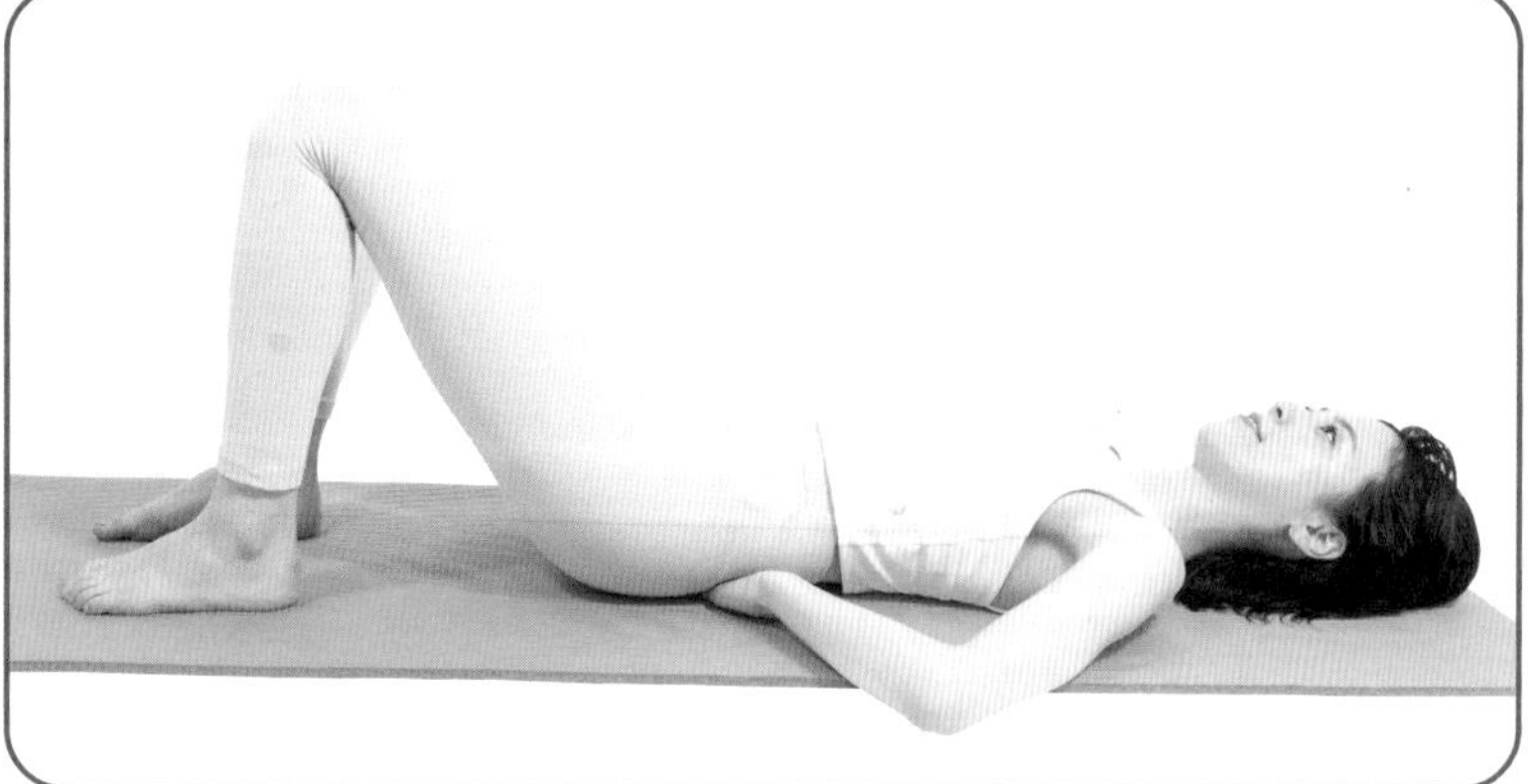

どんな整体効果がある？

くしゃみをすると、あれ？ 外出先でトイレに困った……。そういった経験が増えてくるかもしれませんね。だからといって、外出に臆病になってはいけません。この整体はその予防策です。積極的にやってみてください。

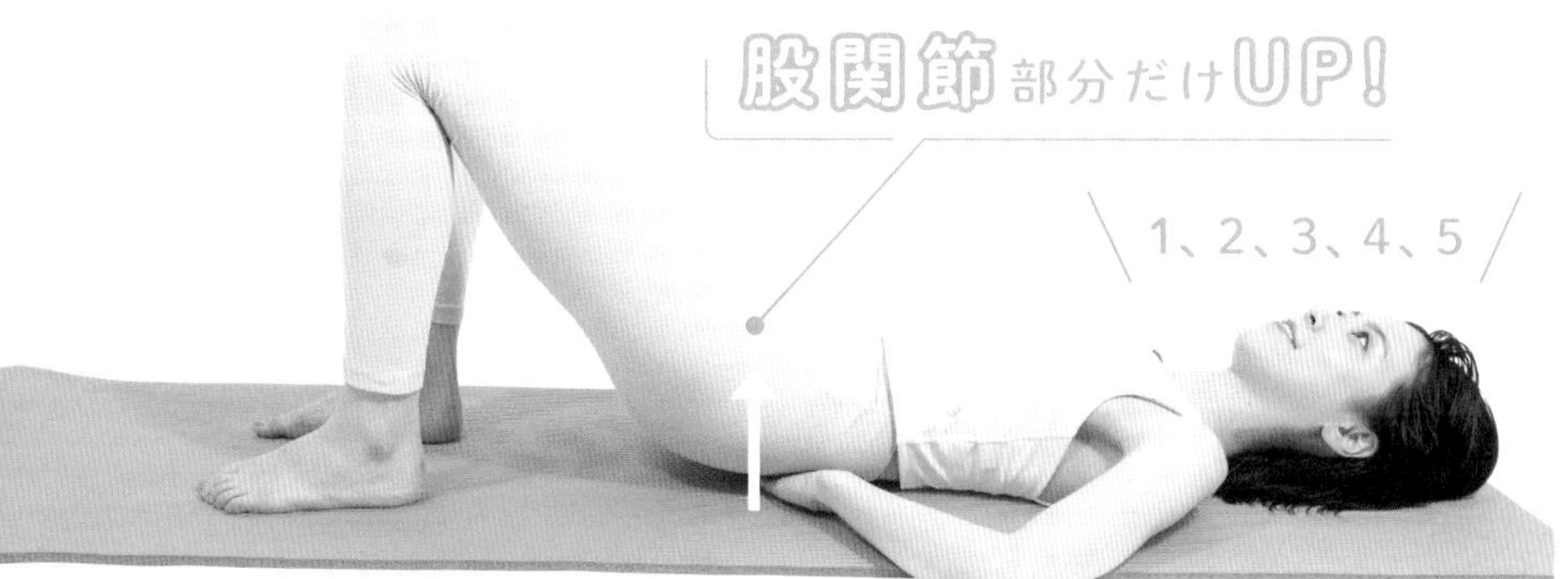

2 股関節は、骨盤の集合骨と下半身をつなぐ関節です。脚のつけ根。この部分を上げて、1、2、3、4、5と数えます。腰は上げないように気をつけて。

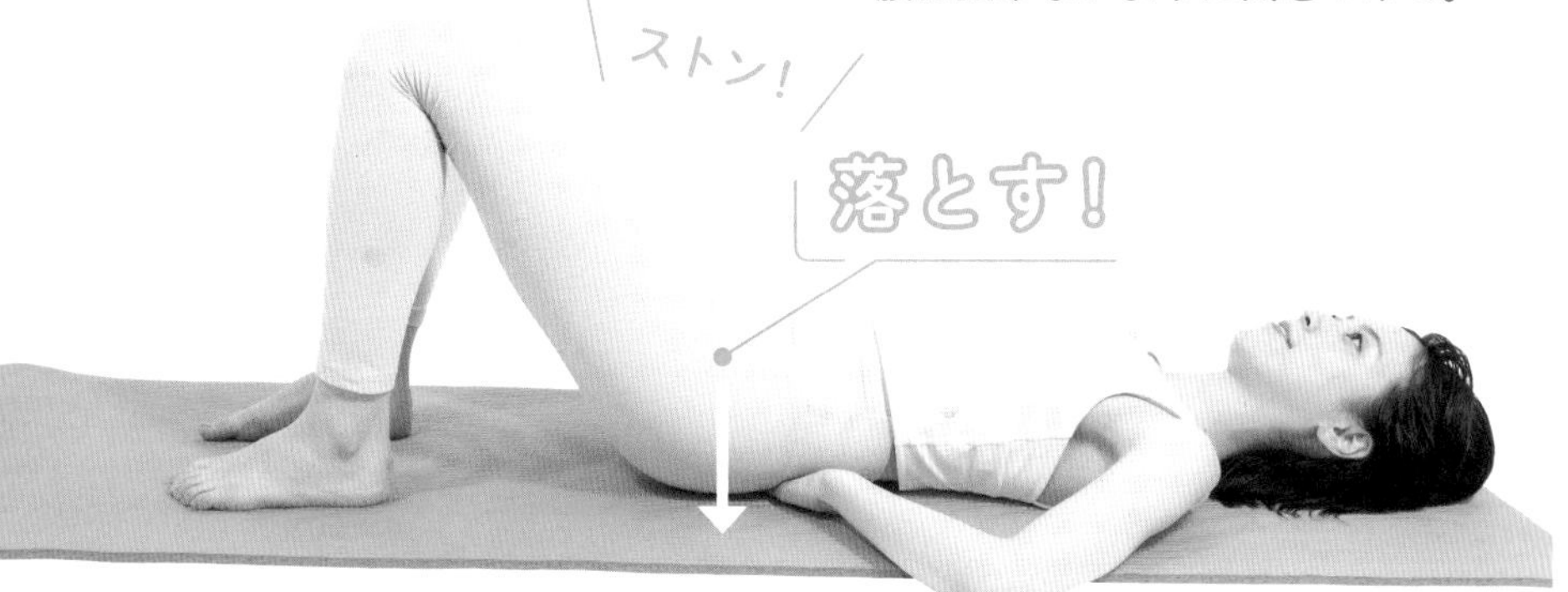

3 脚のつけ根をストンと落とし、息をふぅ〜。これを3回行いましょう。脚のつけ根が伸び、骨盤の前傾が整い、前かがみの姿勢を直す効果もあります。

寝てカニ歩き

脚の歪みをとって 体のバランスを整える

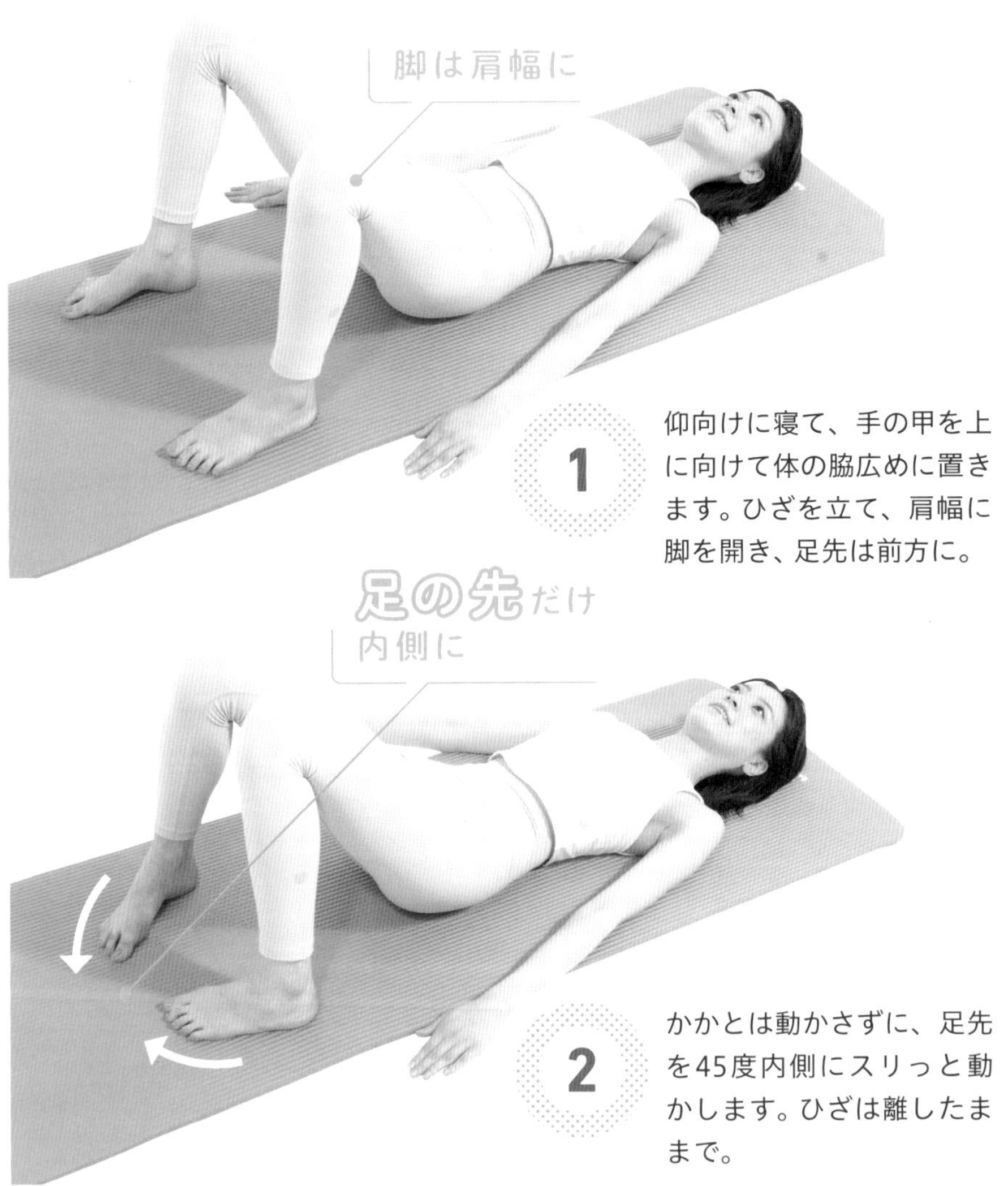

1 仰向けに寝て、手の甲を上に向けて体の脇広めに置きます。ひざを立て、肩幅に脚を開き、足先は前方に。

2 かかとは動かさずに、足先を45度内側にスリっと動かします。ひざは離したままで。

どんな整体効果がある？

股関節が歪むと、脚の内側の筋肉が弱くなりO脚気味になってバランスが崩れます。すると歩きにくく、つまずきやすくなって転倒しやすいのです。ですからこの運動で、足の内側の筋肉を鍛えましょう。

3

足指裏を床につけたままかかとを内側に→かかとを床につけたまま指先を内側に。これを3〜4回くり返し、最後は親指とかかと同士をピタッとつけましょう。3回行いましょう。

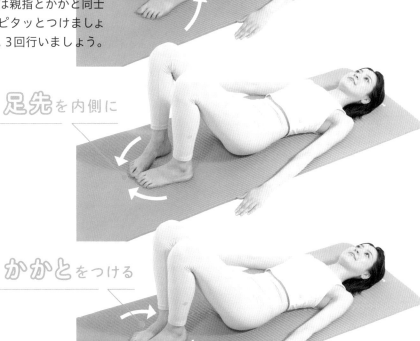

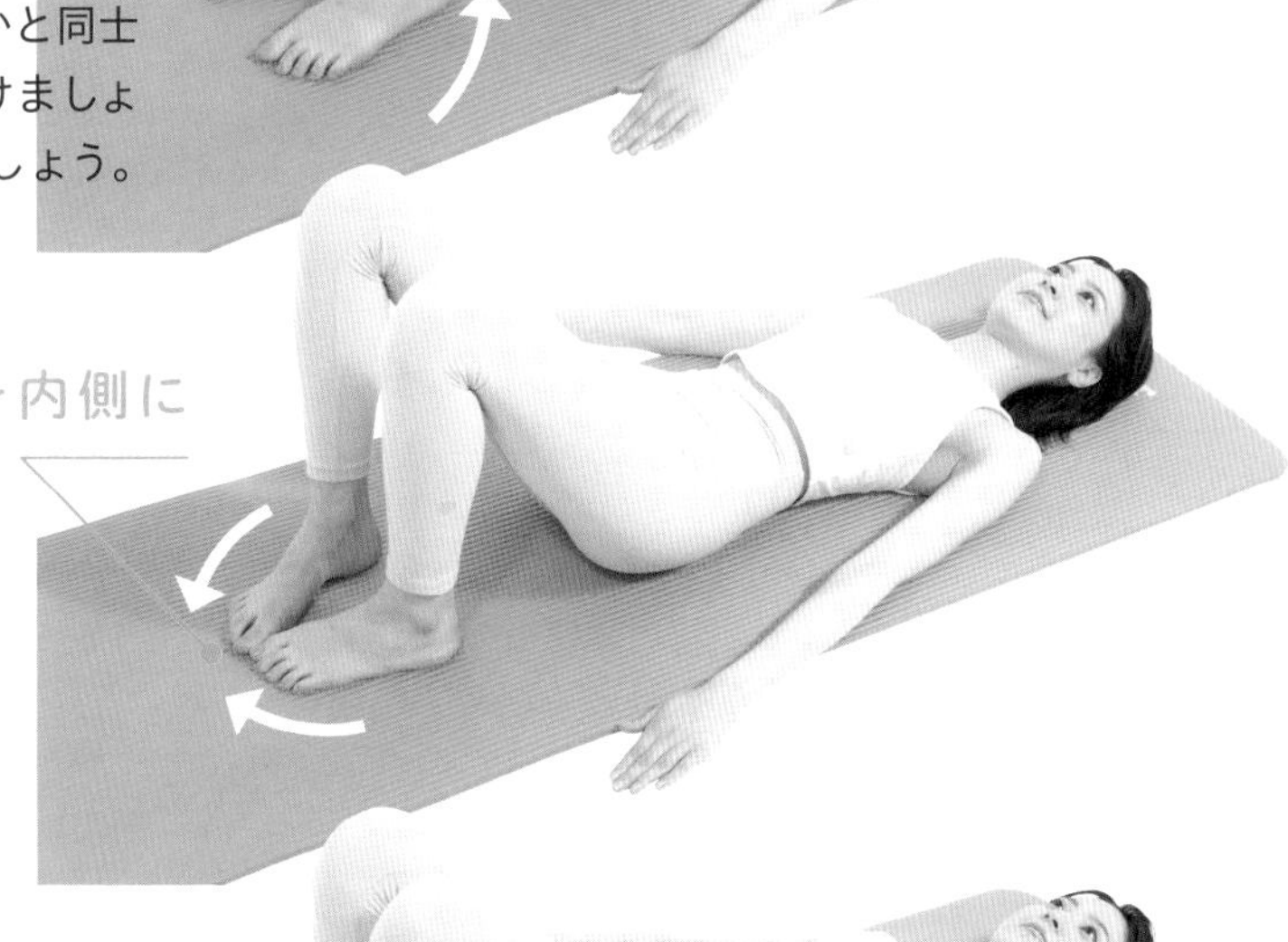
かかとを内側に
足先を内側に
かかとをつける

ゆび組み8の字回し

ひじ関節・肩関節・肩甲骨まわりをほぐす

1 仰向けに寝て指を組み、ひっくり返して顔の上に。ひじはひし形に曲げたまま、8の字回しをスタートします。

手を組みそらす

ひじは曲げる

脚は股関節幅に

2 天井に8の字を描くように回していきます。ひじと肩甲骨を動かし、ひじ先で誘導するようにして回しましょう。

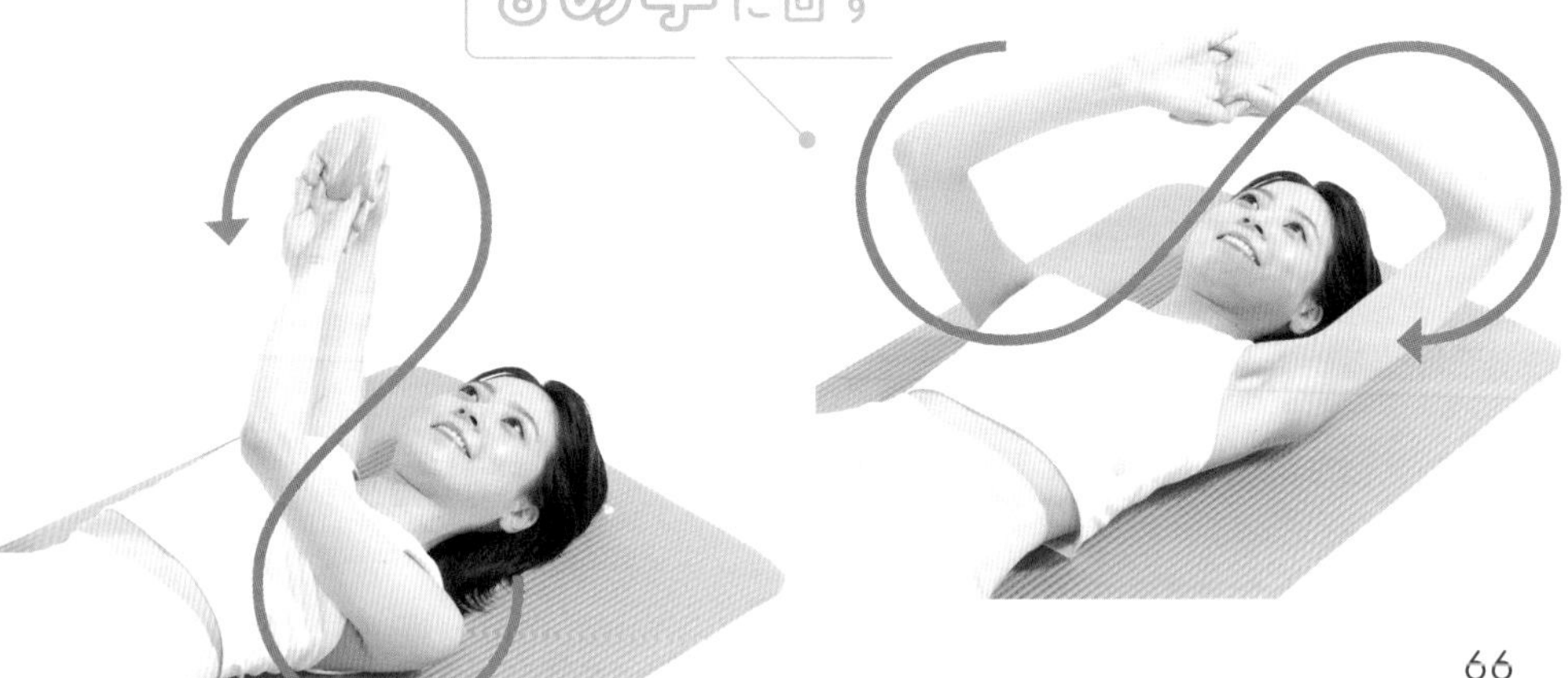

どんな整体効果がある？

ねこ背だったり、肩が体の内側に丸まっていると、体のバランスはよいとはいえません。転倒につながります。下ばかり向くことになりますから、視野も狭くなります。上半身を縦に伸ばしてほぐしていきましょう。

3 曲げていたひじを、手をひっくり返したまま上へ。グーッと天井に向けて伸ばします。

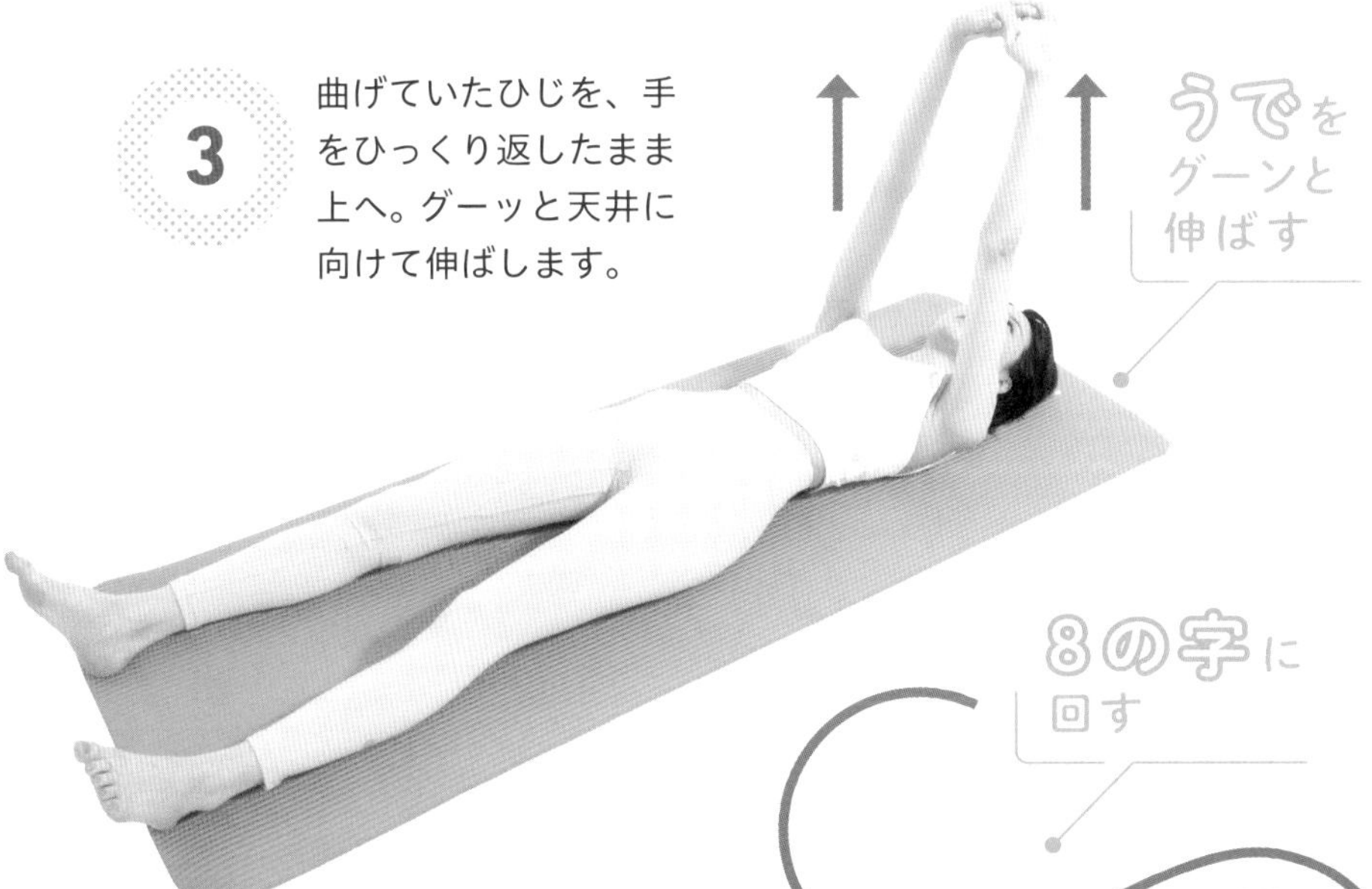

うでをグーンと伸ばす

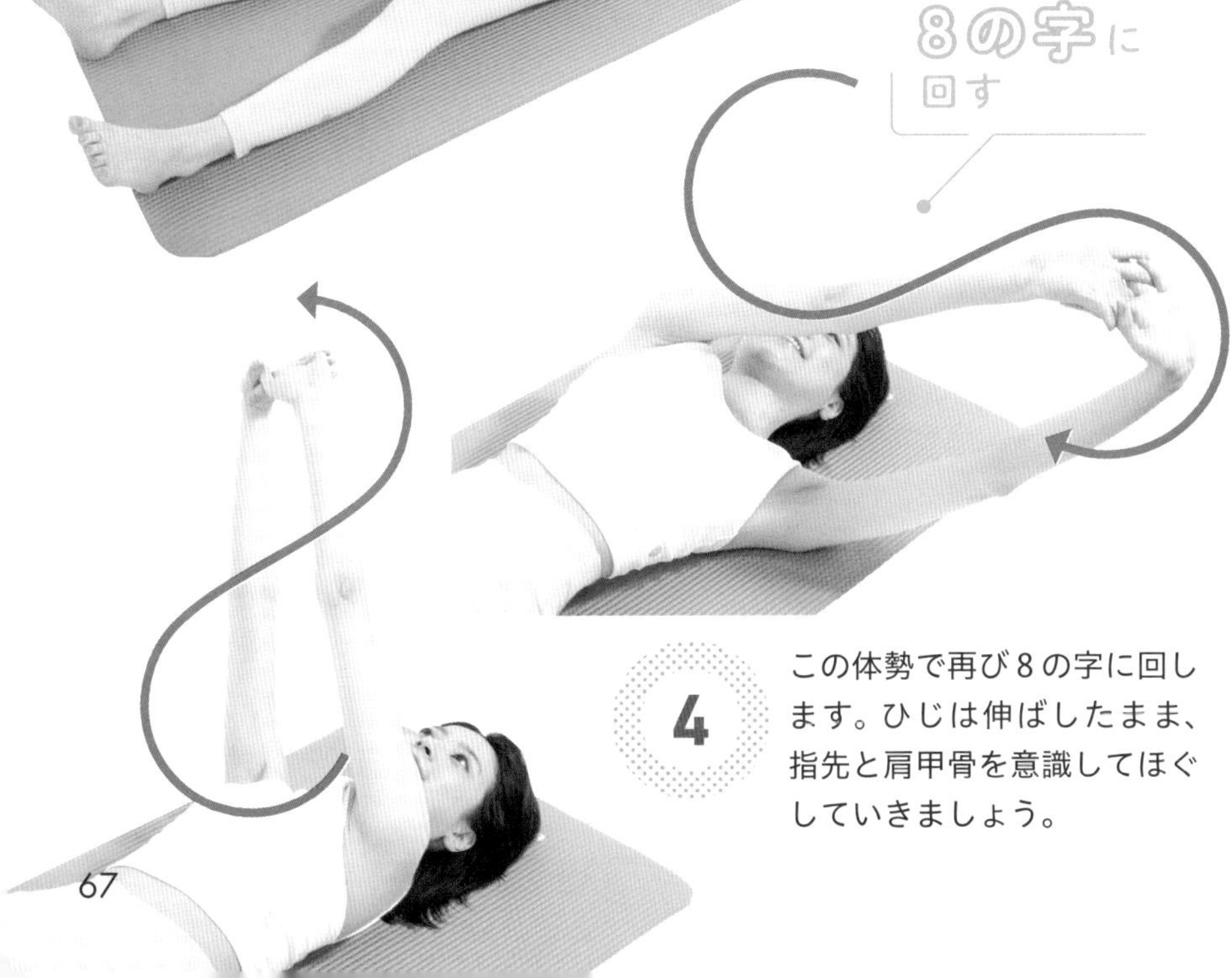

8の字に回す

4 この体勢で再び8の字に回します。ひじは伸ばしたまま、指先と肩甲骨を意識してほぐしていきましょう。

平泳ぎ肩甲骨ほぐし

ねこ背気味の姿勢を整える

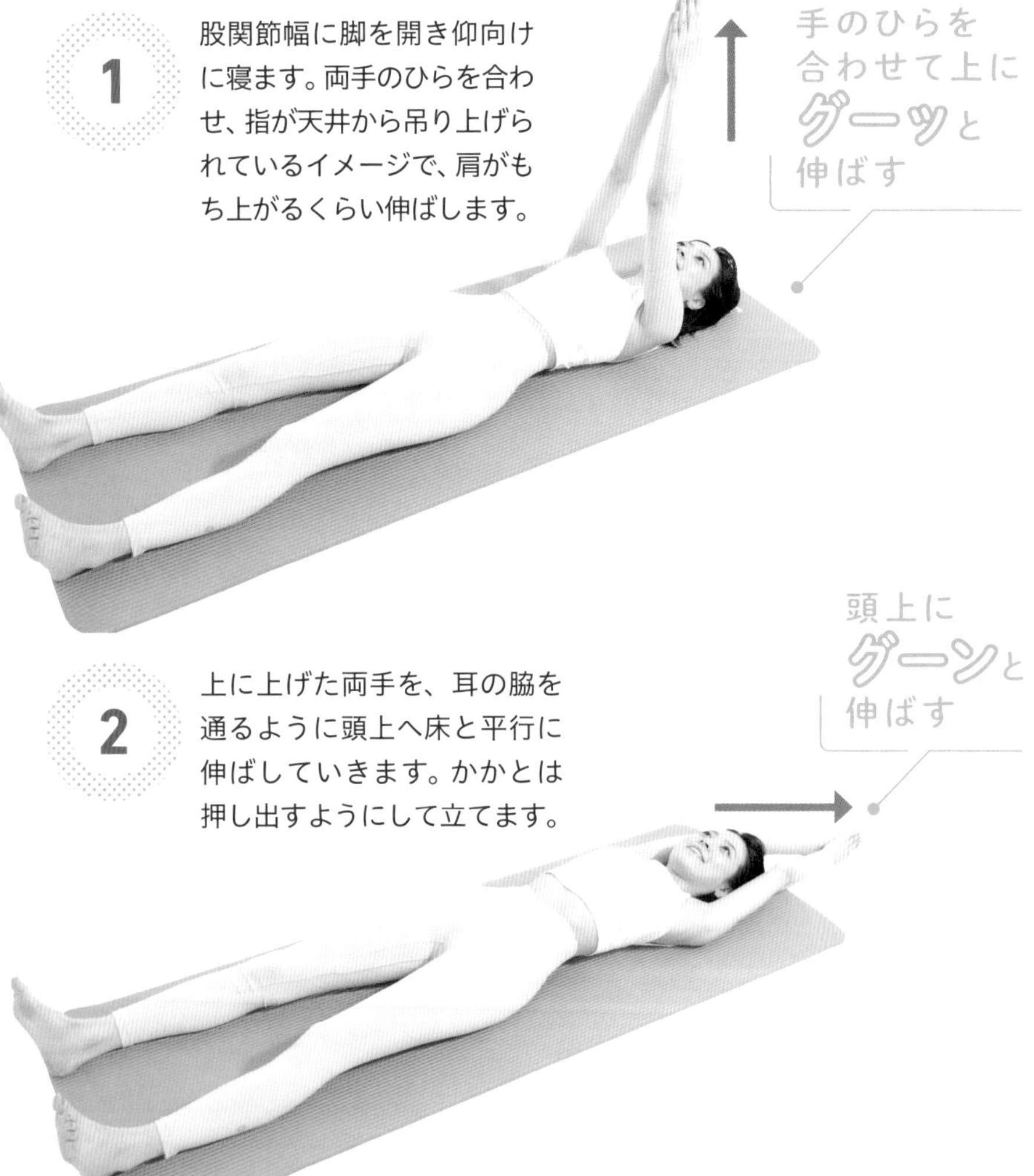
手のひらを
合わせて上に
グーッと
伸ばす
頭上に
グーンと
伸ばす

1 股関節幅に脚を開き仰向けに寝ます。両手のひらを合わせ、指が天井から吊り上げられているイメージで、肩がもち上がるくらい伸ばします。

2 上に上げた両手を、耳の脇を通るように頭上へ床と平行に伸ばしていきます。かかとは押し出すようにして立てます。

どんな整体効果がある？

ねこ背気味の背中をすっきりと整える整体をもう１つ紹介しましょう。ここでとくに意識してほしいのは肩甲骨。寄せて、下げる。首も上に伸びるように。この整体は水泳の「平泳ぎ」をイメージして。首も伸びますね。

動画で
check!

3 上げた両手を離し、手のひらは外側に向けて、肩甲骨を寄せるようにしてひじから下ろしていきます。首は伸ばしながら行いましょう。

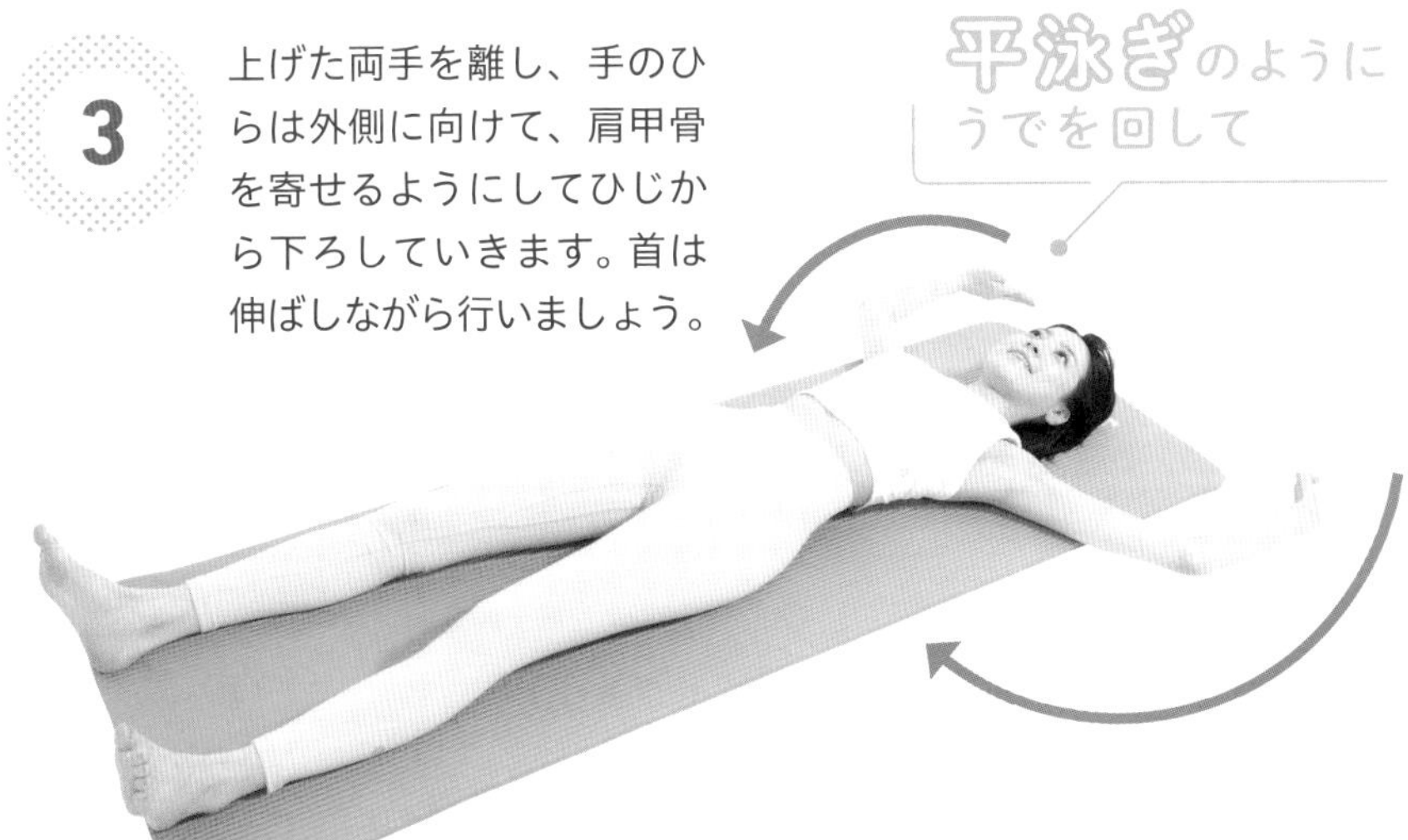
平泳ぎのように
うでを回して

4 ひじが下がりきったら、手のひらを体脇にピタリとつけ、ふぅ～と一息吐きましょう。ここまでを3回行います。

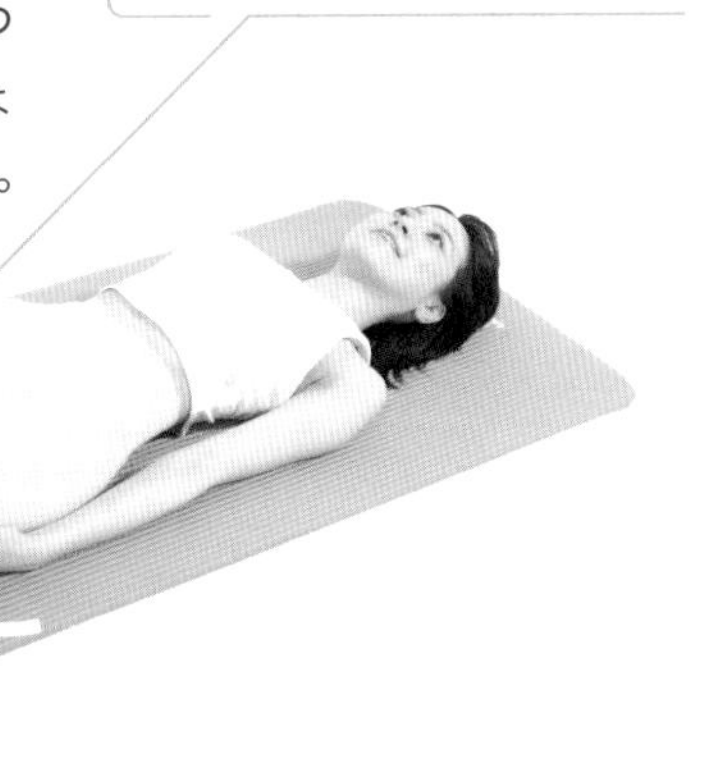
ピタッと手をつける

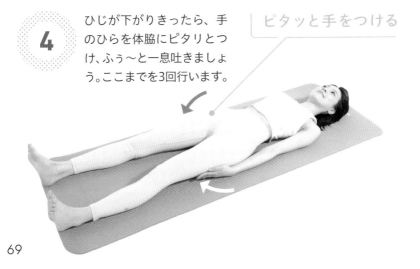

わき下伸ばし

体の横側のゆるんだ筋肉を引き伸ばす

まず正座をしてください。両ひじは軽くしめて、両手はもものの上に軽く置いておきます。意識して背筋は伸ばします。

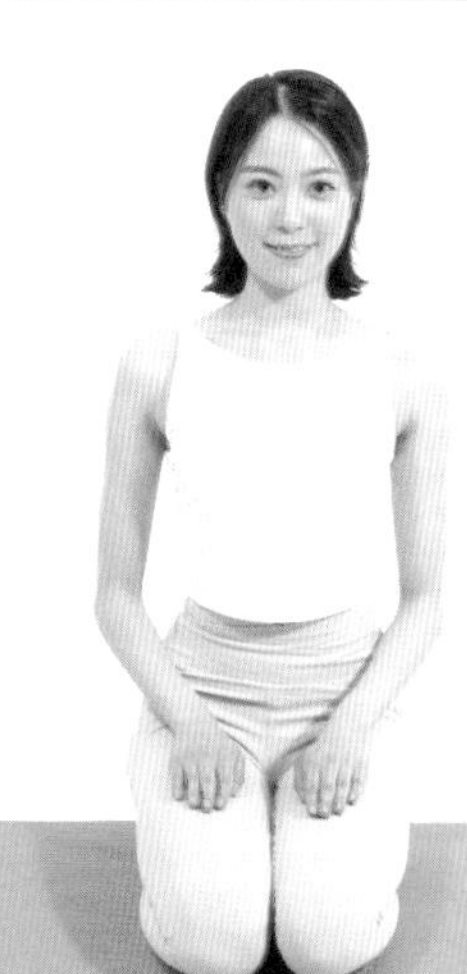

2

もも上に置いた手を、体の真横にスーッと伸ばします。4本の指で床をスリスリするようにして、伸ばしていきます。

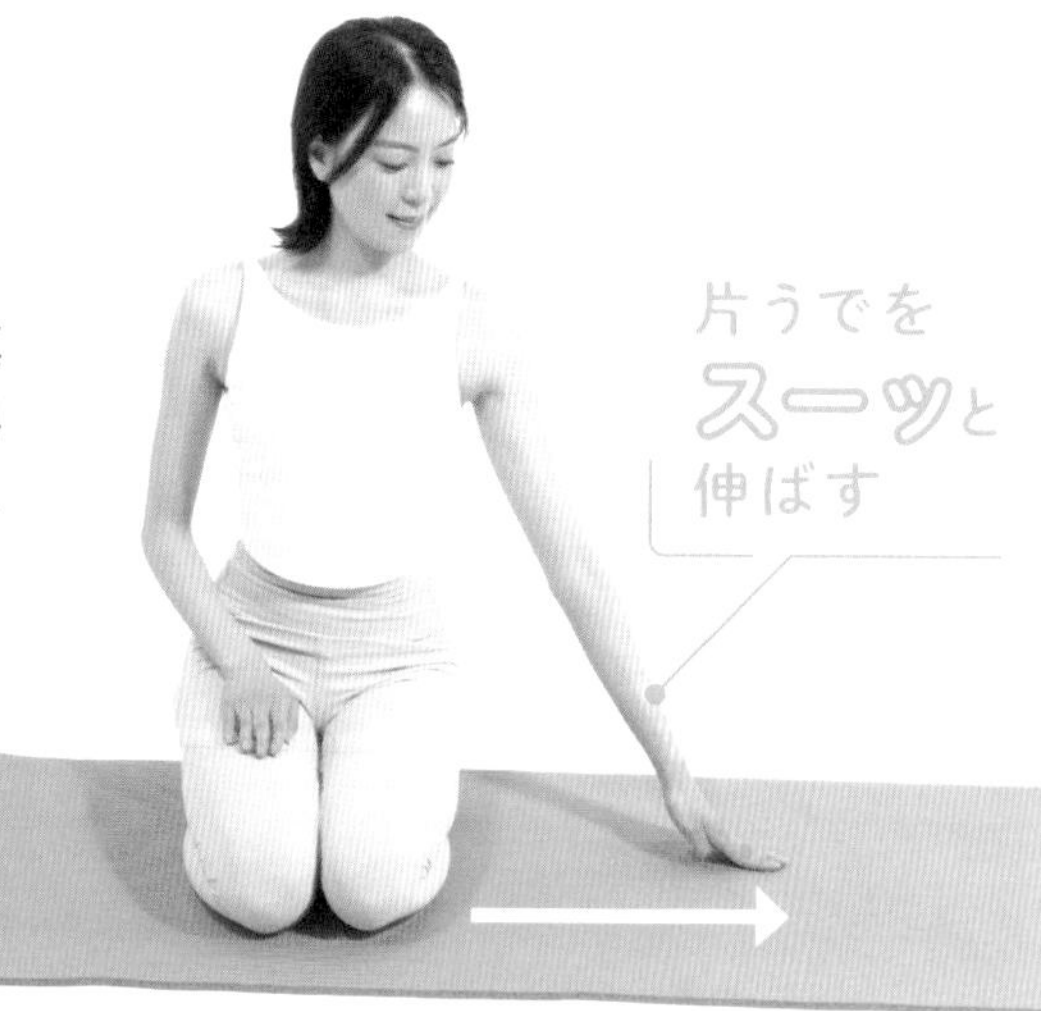

どんな整体効果がある？

体を直立させているのは前面と後面だけではありません。見落とされがちですが、側面も重要な役割を担っているのです。ですからしっかり整えていく必要がありますが、無理は禁物。自重効果を効かせてゆるゆると。

3

うでをスーッと伸ばし体を横に倒しながら、わきの下を伸ばします。もう一方の手で体を支えながら行いましょう。

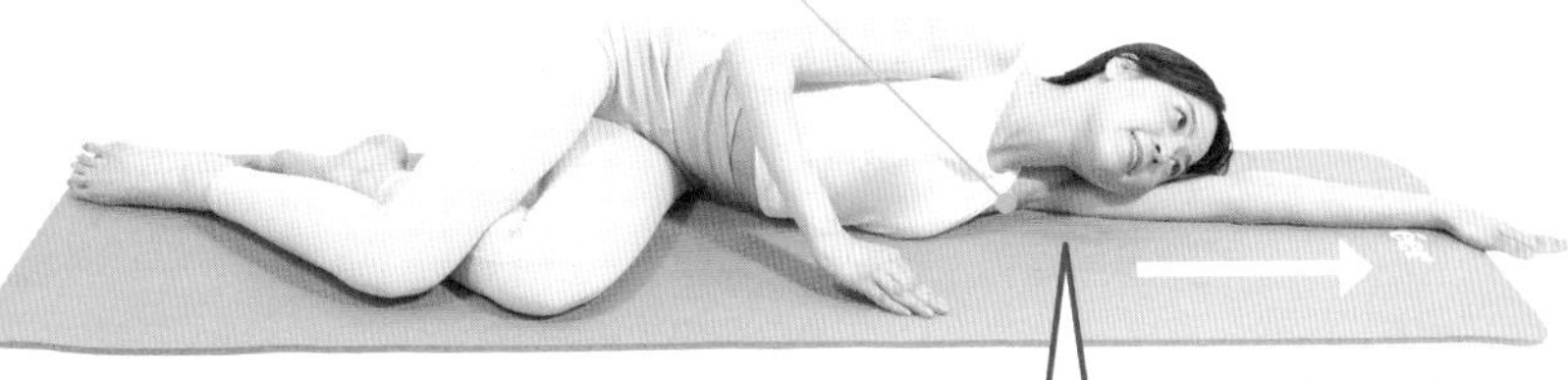

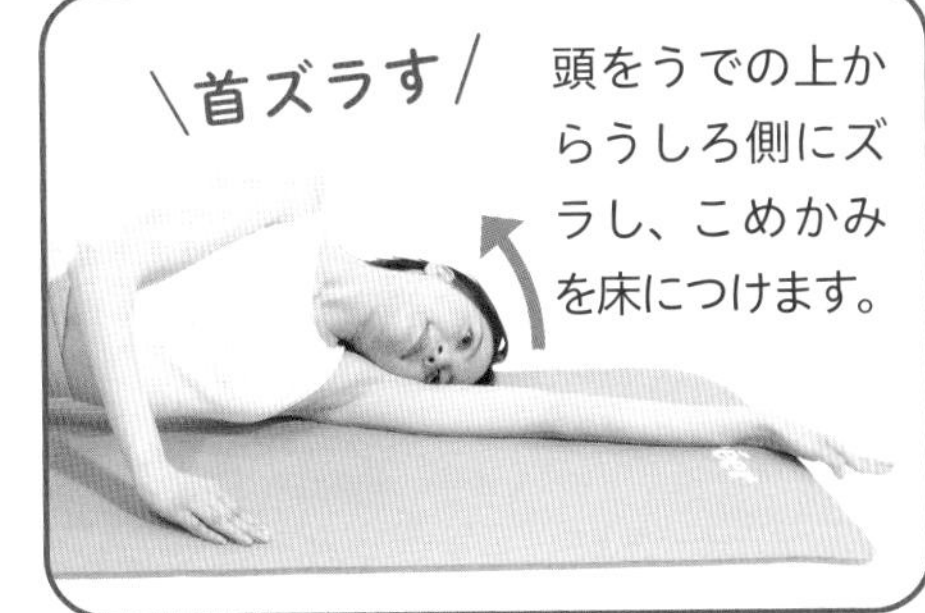
＼首ズラす／
頭をうでの上からうしろ側にズラし、こめかみを床につけます。

4

わきの下を伸ばしたら、足を指先まで伸ばします。お腹を引っ込めると安定します。反対側も行いましょう。

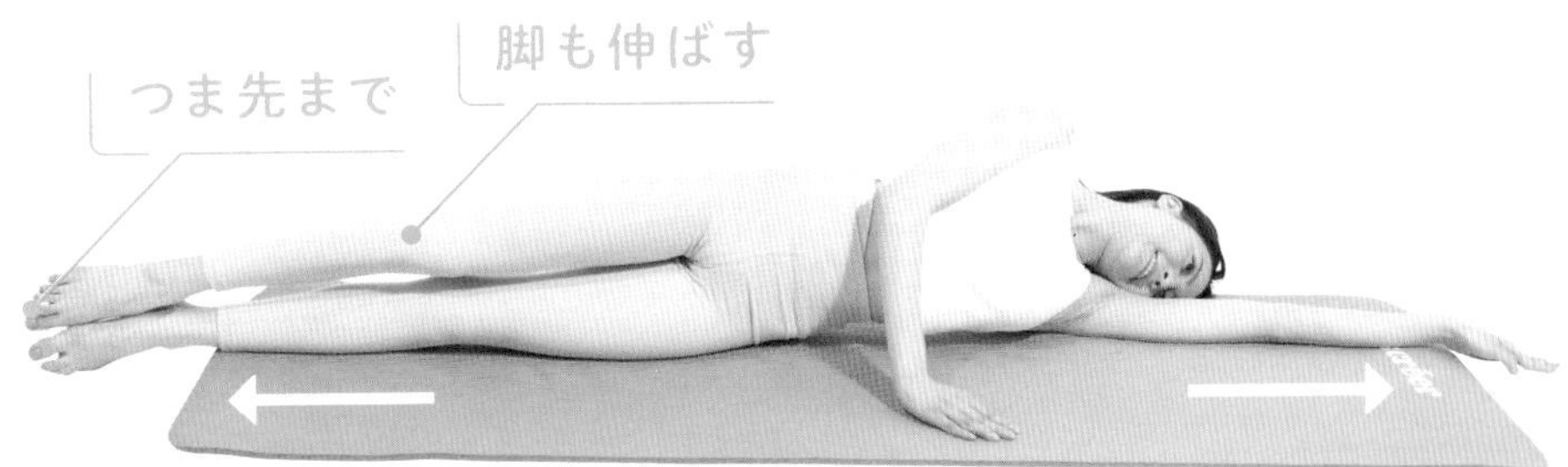

ひざ曲げトントン

首をほぐしながら
抗重力筋を鍛える

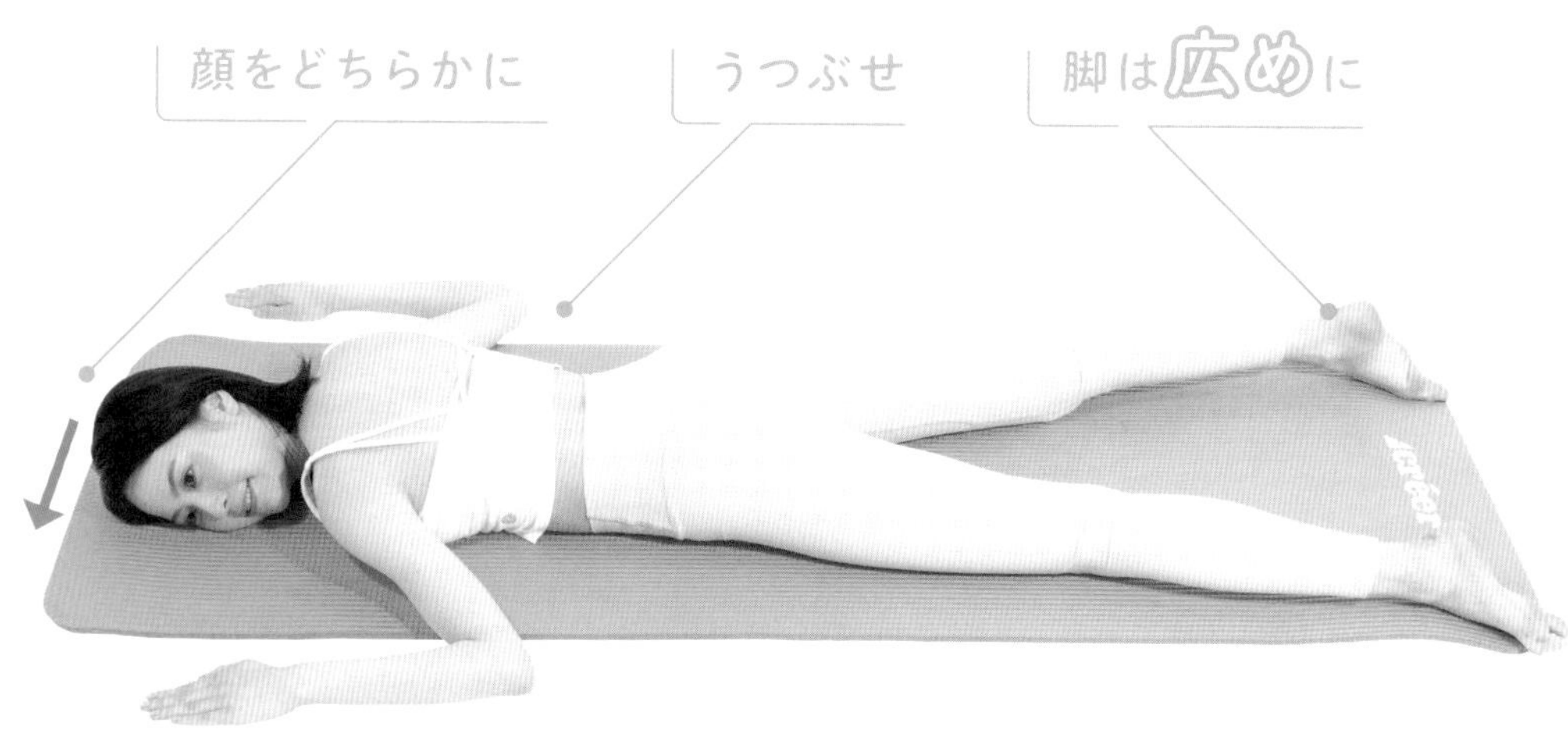

1 うつぶせで横になります。手は広めのWに開いて床につけます。顔はどちらかの向きに首と一緒に回します。脚は広めに開いてください。

どんな整体効果がある？

歩く機会が減ると「抗重力筋」が衰えてきます。立って暮らす人間にとって体の重力に抗う筋肉はとても重要です。足首から股関節まで、縦にしなやかに保っていきましょう。ここからはうつぶせ寝で整体していきます。

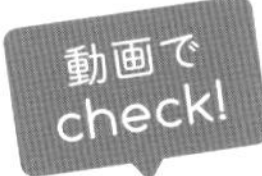

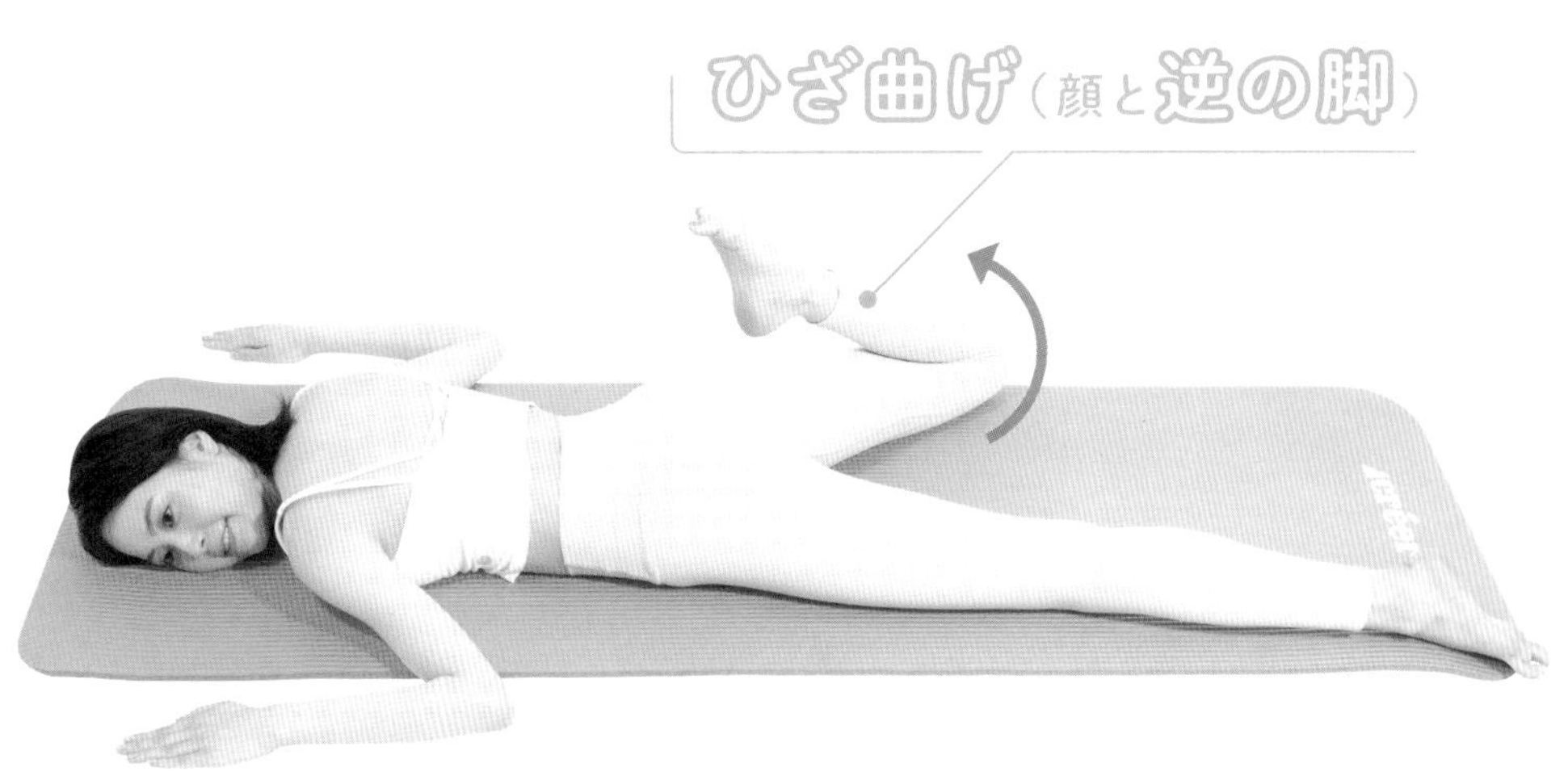

2 顔の向きと逆の足をお尻に向けてトントン5回曲げます。足首はできるだけ甲を平らに伸ばしましょう。顔の向きを変え反対側も同様に。

ひざの横曲げ

股関節をほぐしながら
抗重力筋を鍛える

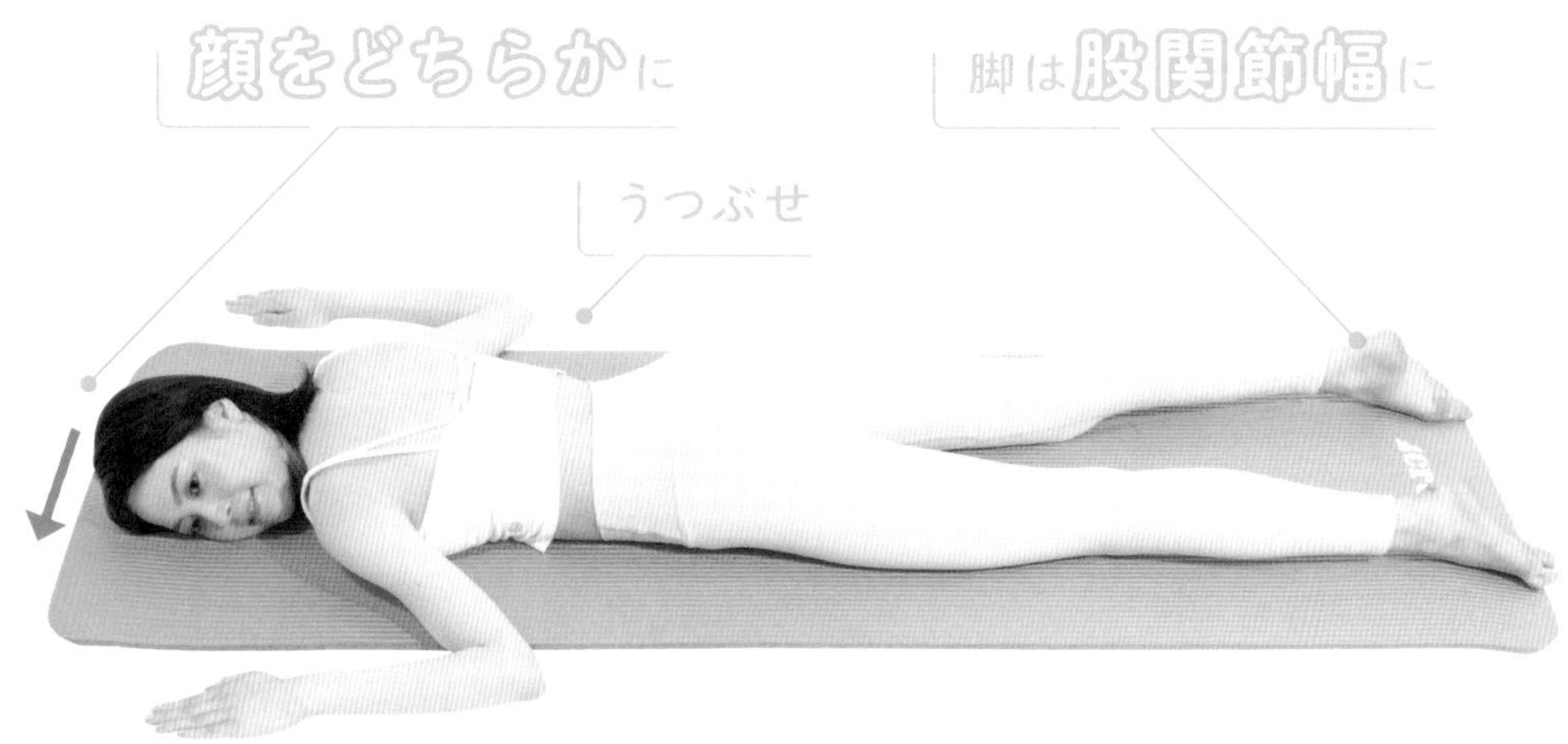

1 うでをWに開いて、ひじは少し下げて、手のひらを床につけます。足の開きはやや広め。首をどちらかに向けることで、頭の重みで首をほぐします。

どんな整体効果がある？

脚のつけ根を伸ばし、股関節を正しい位置に戻す整体です。立って行うエクササイズは抗重力筋が弱っている場合、かえって体を歪めてしまう可能性も。ごろ寝の自重効果を利用して鍛えていきましょう。

顔を向けたほうと
同じ側の脚を曲げる

1、2、3、4、5
で戻す

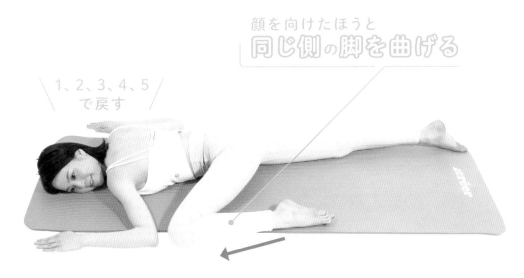

2

首を伸ばし、足のつけ根、とくに恥骨を床につける意識で顔を向けた側のひざを曲げていきます。5つ数えひざを戻したら、顔の向きを変え、反対側も同様に。

背骨そらし

前肩・前首・ねこ背を改善する

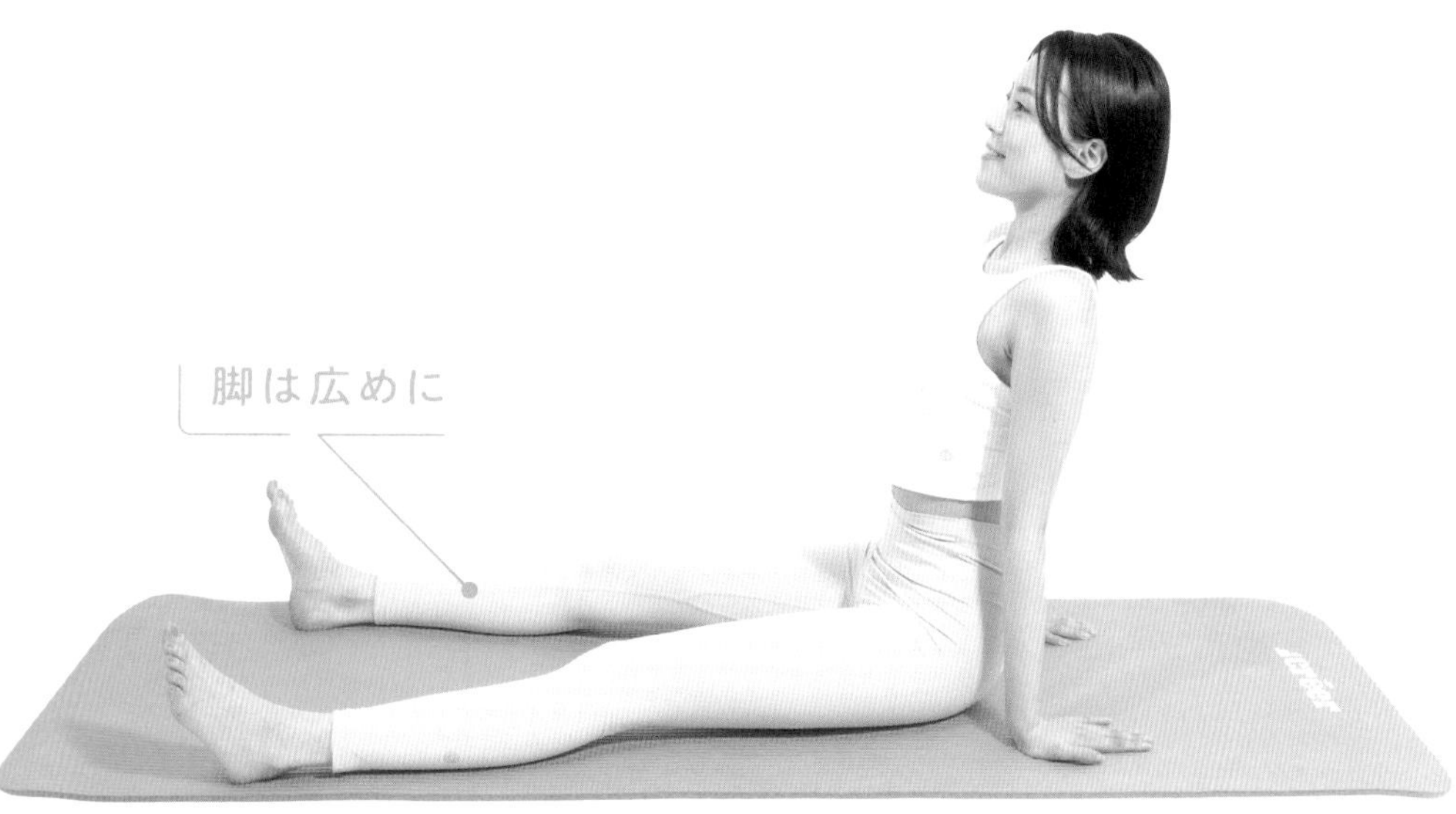

1

脚は広めに開き、ひざ裏を床につけます。かかとをグッと押し出すと、ひざ裏は床につきやすくなります。手首は少し外側に向けて、両うでを体の少しうしろの脇に置きます。

どんな整体効果がある？

背中が丸まっていると、肩も首も内側に縮こまってしまいます。体の前面を解放してあげましょう。そうすると必然的に、背中の関節の詰まりが改善されるというわけです。1日の終わりにぜひ。

2

うででうしろ側に歩くイメージで、左手で1歩、右手で1歩と少しずつ背骨をそらしながら手をズラします。

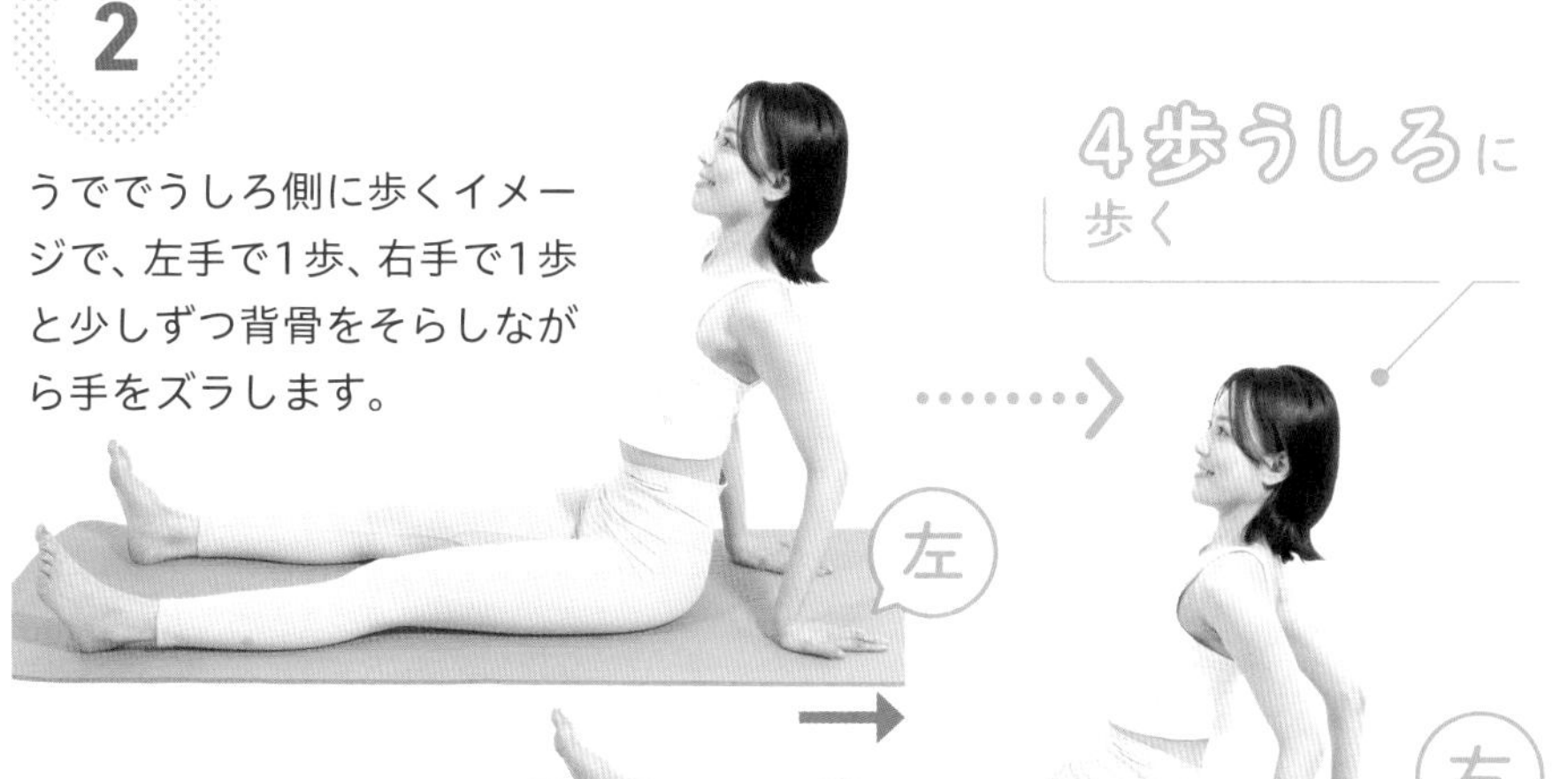
4歩うしろに
歩く
左
右

3

4歩進んだら、首を伸ばして、背中をグーッとそらします。かかとが浮くくらいグーッとひざ裏も伸ばしましょう。

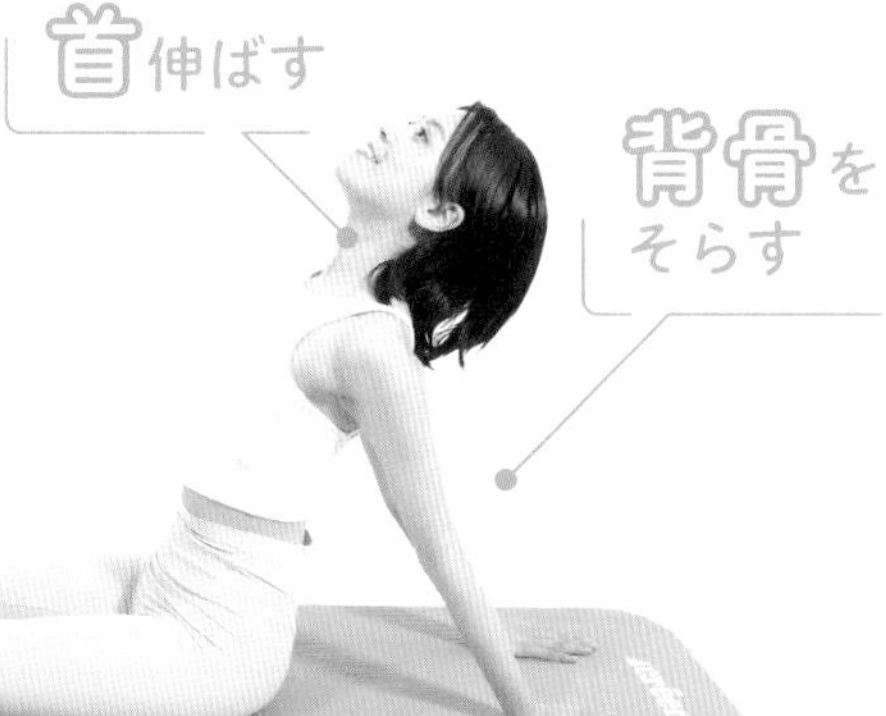
首伸ばす
背骨を
そらす

ごろ寝整体Q&A ②

Q 80歳近い母が体調を崩してから、ベッドに横たわる時間が増えてしまい、このまま寝たきりにならないか心配です。筋力をつけて少しでも歩けるようになってほしいのですが、なにからはじめればいいですか？

A 足の指、手の指を動かすことからはじめてください。足の指はご自身では動かしにくい場合は、動かしてあげるのも効果があります。次に痛くなければ足首をパタパタと動かしたり、動かしてあげたりしましょう。足から受ける刺激は脳の活性化にも役立ちますから認知症の予防にもなります。

Q 70歳を過ぎても元気で楽しくいられる秘訣を教えてください

A 70歳を過ぎてどこも痛みがなく、悩みもなくピンピン動けるという人は稀で、ほとんどの人がどこかに不調を抱えているものです。ですからほかの人も同じだと思ってください。そして予測できないことは深く考えず、気にせず、1日1日をていねいに生きることを大切にしましょう。何事も10倍喜ぶクセをつけましょう。新しい人との出会いのために、足腰を丈夫にするために、転倒しない体づくり「ごろ寝整体」をぜひ習慣化してみてください。

Q いくつになっても、元気でおいしいものを食べたい！旅行に行きたい！お友だちとおしゃべりしたい！他人に喜んでもらいたい！という欲望が尽きません……。

A 50年近くお客さまを見てきたからわかるのですが、自分の気のおもむくままに、ある意味わがままに生きるほうが、若々しくいられるものです。全身の臓器に感謝し、まわりの人々に感謝して、ぜひ欲張りに生きてください。

3章

死ぬまで寝たきりにならない新習慣

体と心がどんどん若返る!!

「新習慣」をはじめましょう!

日がな、テレビの前に座っておせんべいをボリボリ食べていたら、あっという間に1日は終わってしまいます。そんな毎日を過ごしていたら、足腰が弱ってしまい、年齢より老けて見えてしまうことも……。そこで、ここでは心と体の健康のために、毎日に取り入れたいちょっとしたヒントを紹介していきます。

いつも誰かとニコニコ会話をしていたら、顔の表情も豊かになります。もちろん、人の批判ばかりしていては、眉間にシワが寄り暗い表情になってしまいますし、愚痴もそうです。批判や愚痴をいう前に、**「ありがとう」といえるシチュエーションを探して出かけるの**もいいかもしれません。バスに乗ったら運転手さんに「ありがとう」、道をゆずってもらったら「ありがとう」、喫茶店でコーヒーを運んでもらったら「ありがとう」。そして、今日1日に何回「ありがとう」をいったか数えてみるのも、面白いじゃないですか。

１日に１つは難しいかもしれないけれど、出かけたときはなにか新しいことをする、と決めてはいかがでしょう。たとえば、目的地までの道のりを少し変えてみる。するとなにか新しい発見があるかもしれません。おいしそうなスイーツ店があったら、ご家族へのお土産にしてみるとか、なんでもいいんです。**新しい発見を楽しむ**のです。

そして、疲れたときはぜひ昼寝をしてください。ただし、お腹いっぱいになってゴロっと寝てしまうのはあまりおすすめできません。食事は少しずつ４回にわけるのが年齢を重ねた人には胃にやさしいでしょう。

朝はちゃんと食べて、お昼は少し、午後３時に小さなおにぎりをパクり、夕食は軽めにして、という具合に、１日をスケジューリングしてはいかがでしょう。**やることをつくる、計画を立てる、実行する。**

人の人生って、何気ない日常のなかにこそある。そう思います。日々をおろそかにしない生活の仕方は、その人の人生そのものではないか、と思います。いい方を変えれば、寝たきりにならない、心の習慣ともいえるかもしれません。

そして、**出会った素敵なこと、嬉しいと感じたことを、ノートに書き留めておく**といいですね。読み返せば、幸せな思いを蘇らせてくれます。

にっこり笑顔で体がほぐれる

笑顔が若々しさをつくる

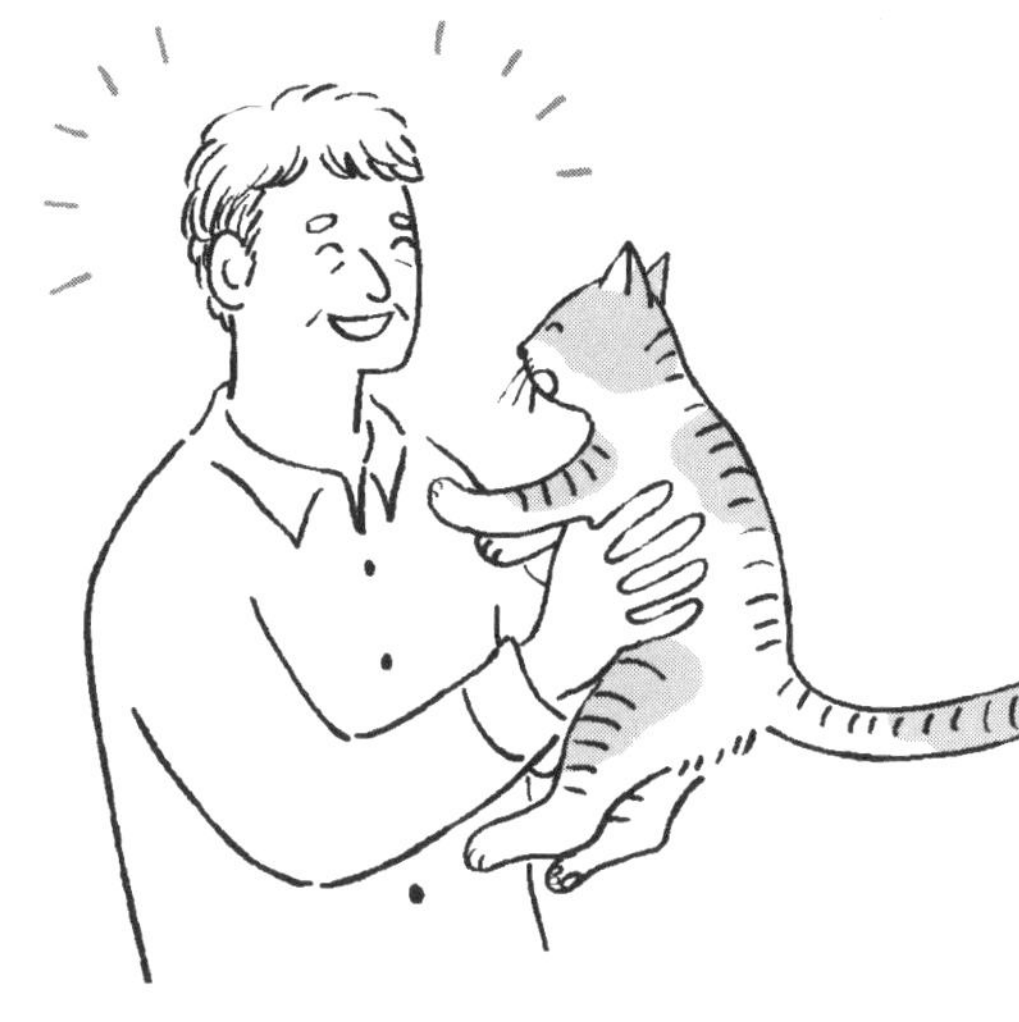

いつまでも若々しくいたい。誰もが願うことですね。だったらいつも笑顔でいましょう。笑顔を向ける相手は誰でもいい。散歩途中のワンちゃんだって、その相手になります。

動物や植物、歩く道路にも感謝できると、肩甲骨が下がり、おでこが上がり、前向きの明るい余裕のある笑顔ができあがります。じつは笑顔には筋肉をやわらかくほぐす効果もあります。笑顔のポイントは、口角を横に引きながら下あごを引いて肩や背中をゆったりと落とすこと。ねこ背直しにも効果的です。

固まらない体は末端から。足指・手指をしっかり動かす

手足を動かせば脳の疲れもとれる

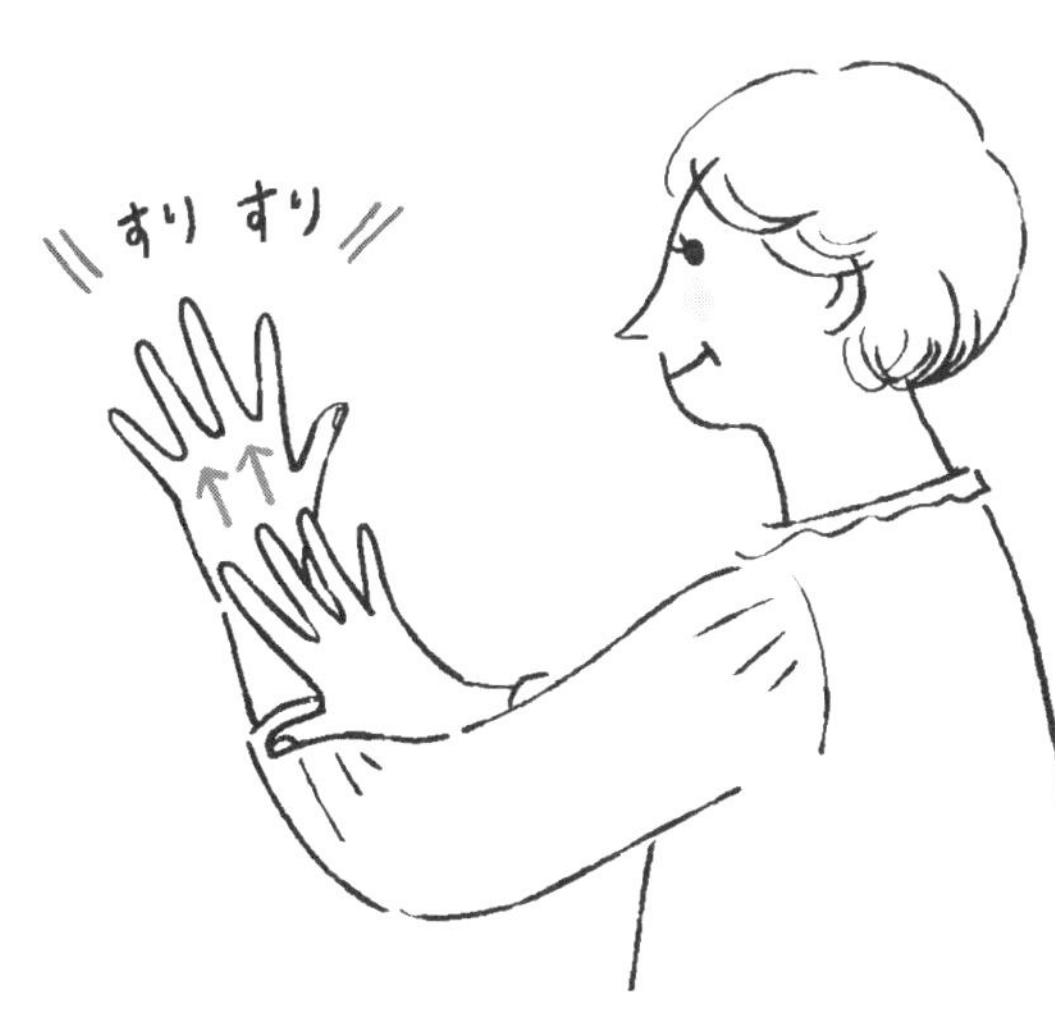

体の末端にある手足は、足は第二の心臓、手は第三の心臓ともいわれ、血液やリンパの折り返し地点の役目を果たし、体の循環を促しています。手足の指をしっかりとほぐして、動かすことはとても大切です。

気づいたら手足の甲を指先に向けてすりすり。また、手足の指先をくるくる曲げ回しすることは、のんびりテレビを見ていても、湯船のなかでもできます。手足の末端をよく動かすことで、体の循環がよくなり、脳の疲れもとれ、肌もきれいになるのです。

文字を書こう。いいこと日記・やりたいことリスト

文字を書いて脳に刺激を与えよう

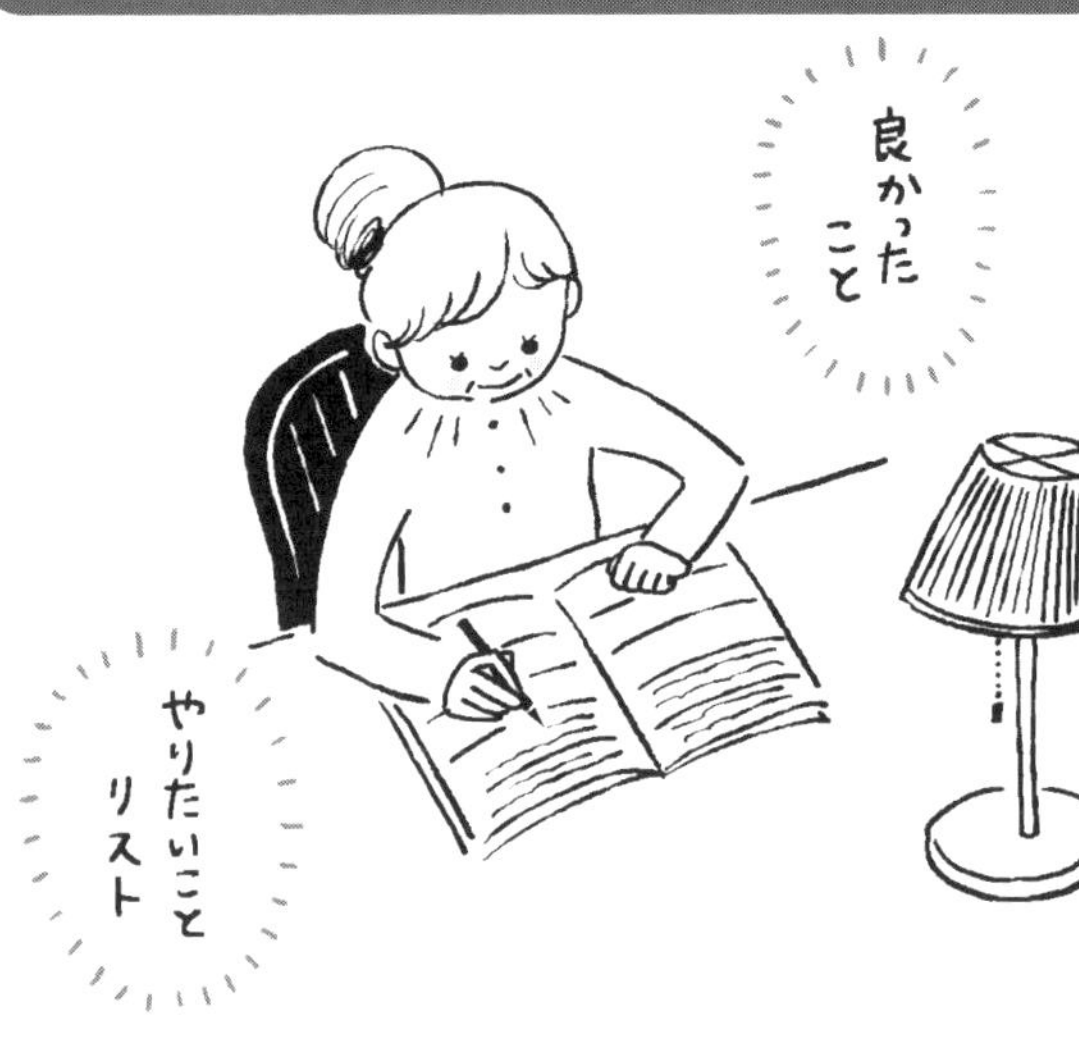

文字を書くという習慣、減っていませんか？時代はパソコンやスマートフォンに取って代わられていますが、手指を使って、漢字を思い出して書くことは、脳への刺激にもとても有効です。

その際のポイントは、ネガティブな言葉を書かないこと。その日にあったいいことをいっぱい書いてください。そしてもう1つ、やりたいことを予定リストにして書き出しましょう。これを続けると、自然といいことが増えて、やりたいことができるようになります。

おしゃべり・カラオケ…楽しく声を出して筋肉を鍛える

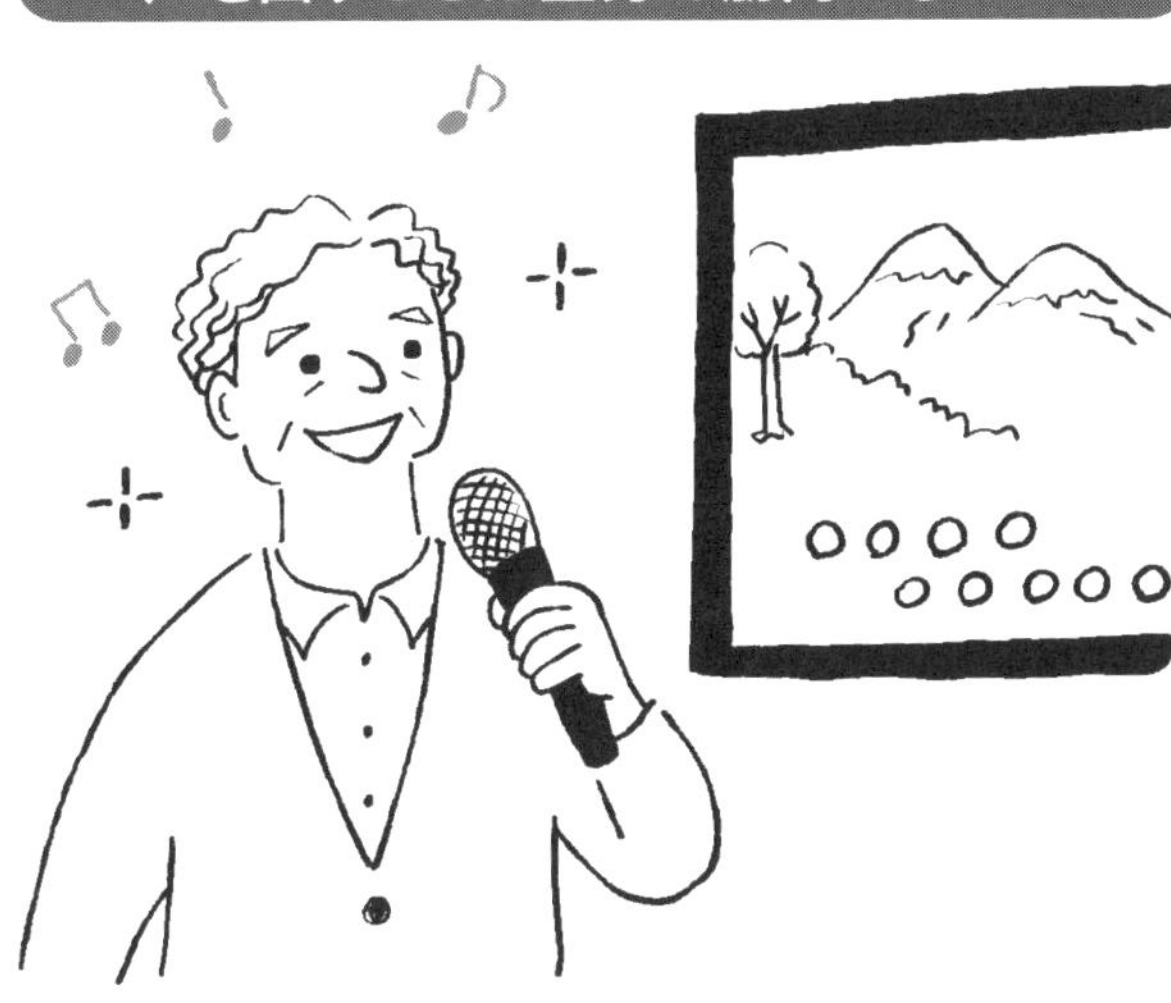
声を出すことは全身の筋肉にもいい

薬でもサプリでも、食事したものでも、喉をすんなり通らない、そんな経験をしたことはないですか？「誤嚥（ごえん）」。年齢を重ねると、飲み込む力が低下して起こる現象です。

ねこ背姿勢を直して、上向きで大きな声を出すと肩甲舌骨筋（けんこうぜっこつきん）が鍛えられるので、明るく大きな声を出す生活習慣を心がけましょう。カラオケや大きな声でハッキリと会話する習慣も筋肉がよく伸縮します。人と会う機会を増やし背中や肩を丸めないでワッハッハと心から笑い、遠慮しないようにしましょう。

昼寝のすすめ。居眠りするくらいなら昼寝をせよ

居眠りは体が歪むのでNGです

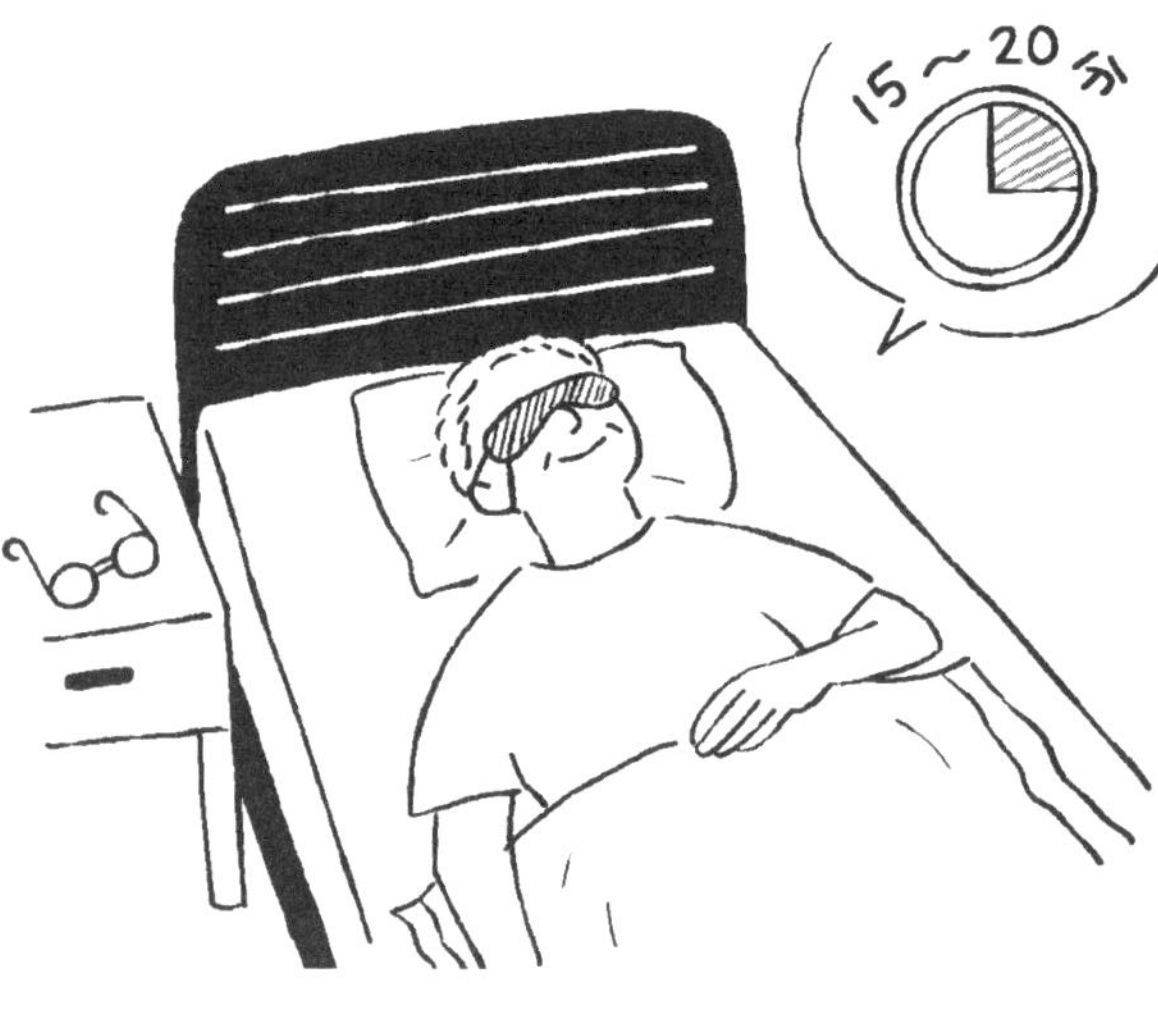

座ってテレビの画面を見ていたのに気づいたら眠っていたなんてことありませんか？

じつはイスに座ったままや無理な体勢で居眠りをすると、筋肉がだらんとゆるみ、関節詰まりになって体に歪みが生じてしまいます。ではどうしても眠くなってしまったら？

どうぞ昼寝をしてください。いい昼寝はベッドの上かソファで横になって体を伸ばすこと。そして睡眠のリズムを考えること。浅い眠りのうちに起きることができるよう15～20分程度に。早起きした人は90分を目安に。

骨をつくるカルシウムを野菜でとろう

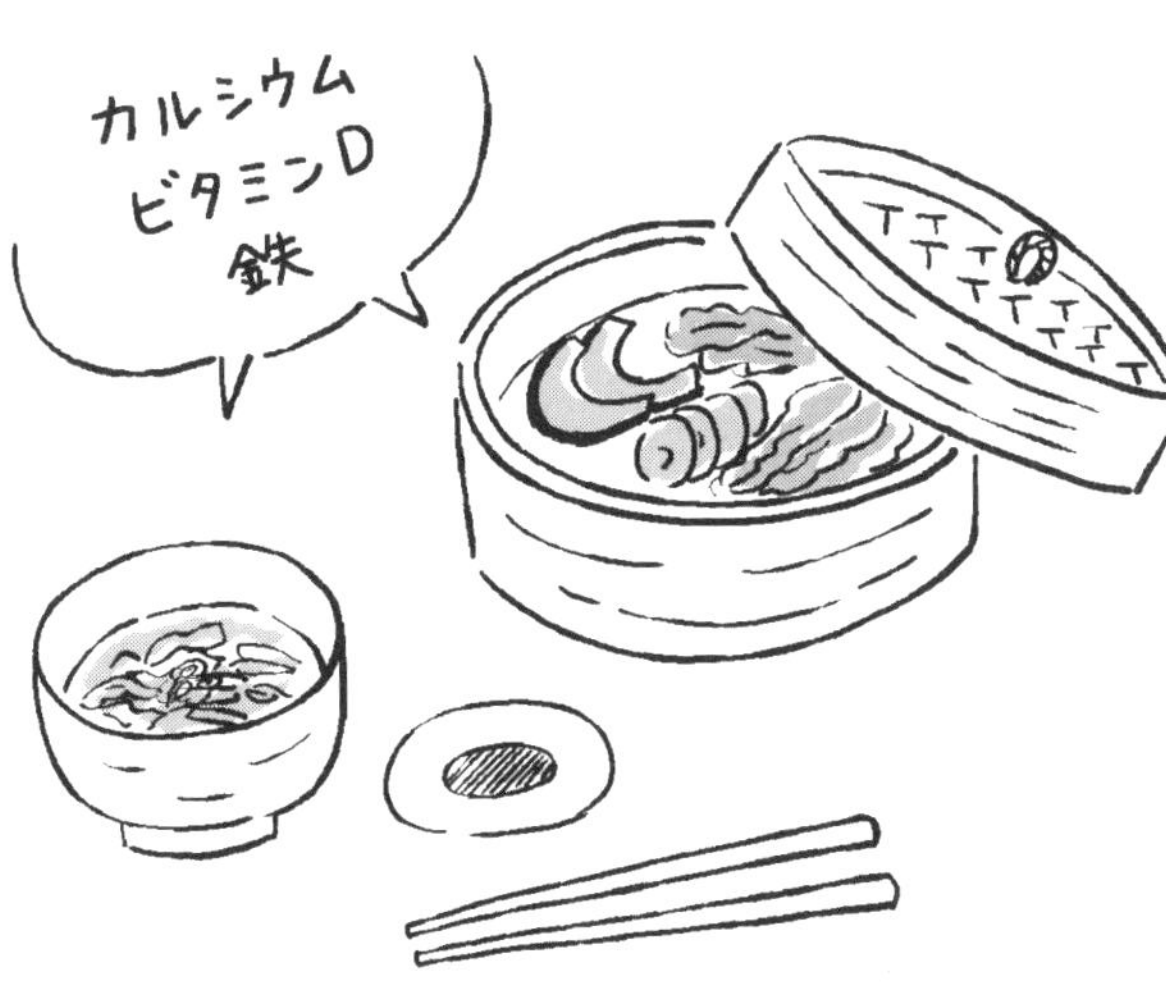
蒸し野菜や野菜たっぷりのお味噌汁を
カルシウム
ビタミンD
鉄

カルシウムをとるといって真っ先に思い浮かぶのは、牛乳や小魚でしょうか。でも牛乳や小魚だけでは、なかなか必要なカルシウム量がとれないものです。

そこで野菜でカルシウムを補いましょう。新鮮な小松菜や春菊、菜の花など緑の葉野菜にたっぷり含まれています。野菜は新鮮なほうがミネラルが多いのでおすすめです。蒸し野菜にして食べるのも効率的です。塩分控えめの野菜たっぷりの味噌汁などもいいでしょう。朝に野菜をとる習慣をつけてください。

1日4食のすすめ。ちょこちょこ食べるのがいい

人間の体は食べ物でできています。どんな栄養を、どんなふうにバランスよく取り入れるかは、「健康」に直結します。もちろん、食べ方もあると思います。

そこでおすすめが「1日4〜5食」。胃の負担を減らすために一度に食べる量を少なくすると、体がゆっくりと栄養を吸収でき、胃が小さくなり、太りにくくなります。増やした間食は甘いお菓子ではなく、おにぎりや果物入りのヨーグルトなど。夏は冷たい野菜スープ、冬は温かい野菜スープもおすすめです。

太らない時間帯15時におやつを

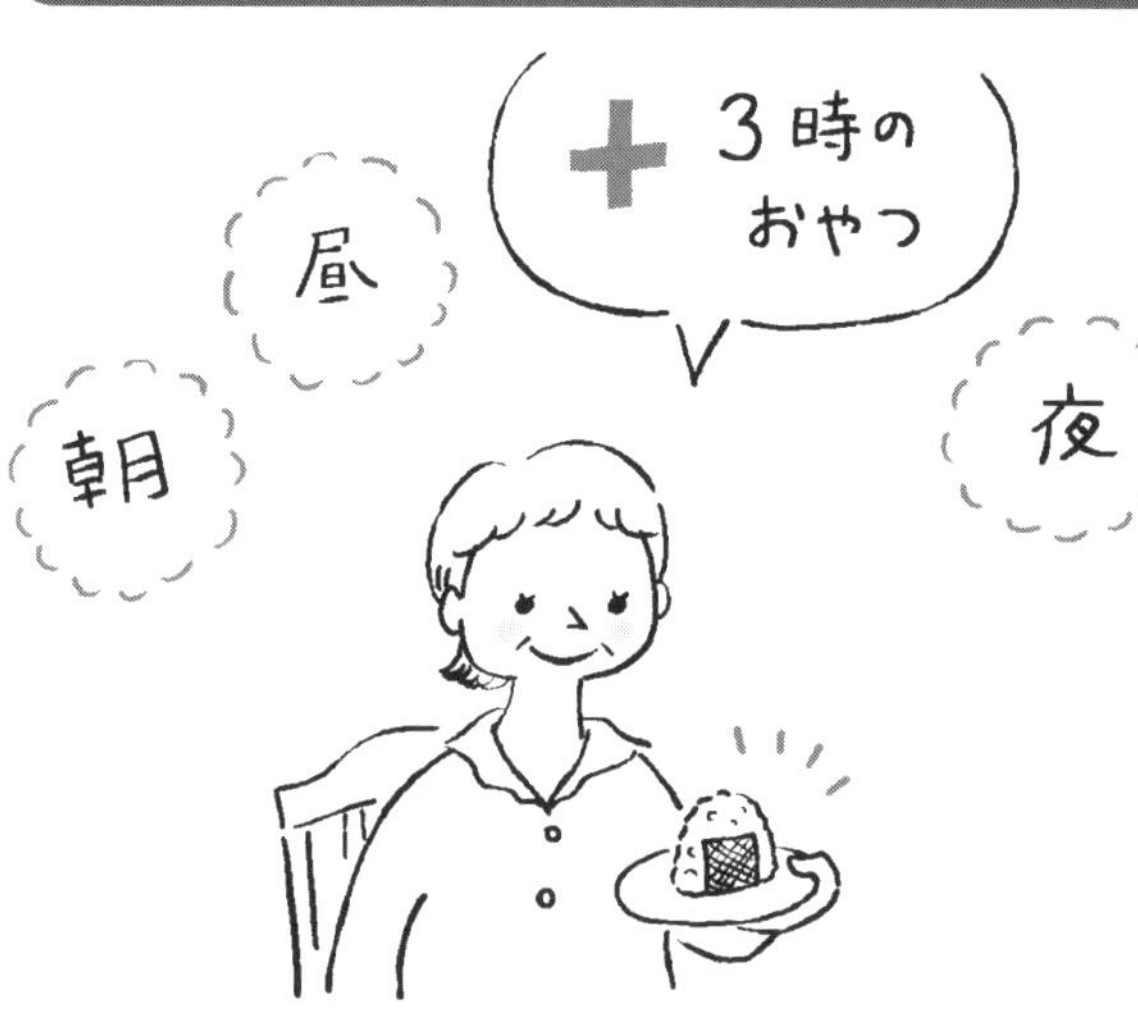

「ありがとう」を言う、「感謝する」と元気になれる

感謝をすればするほど若返る

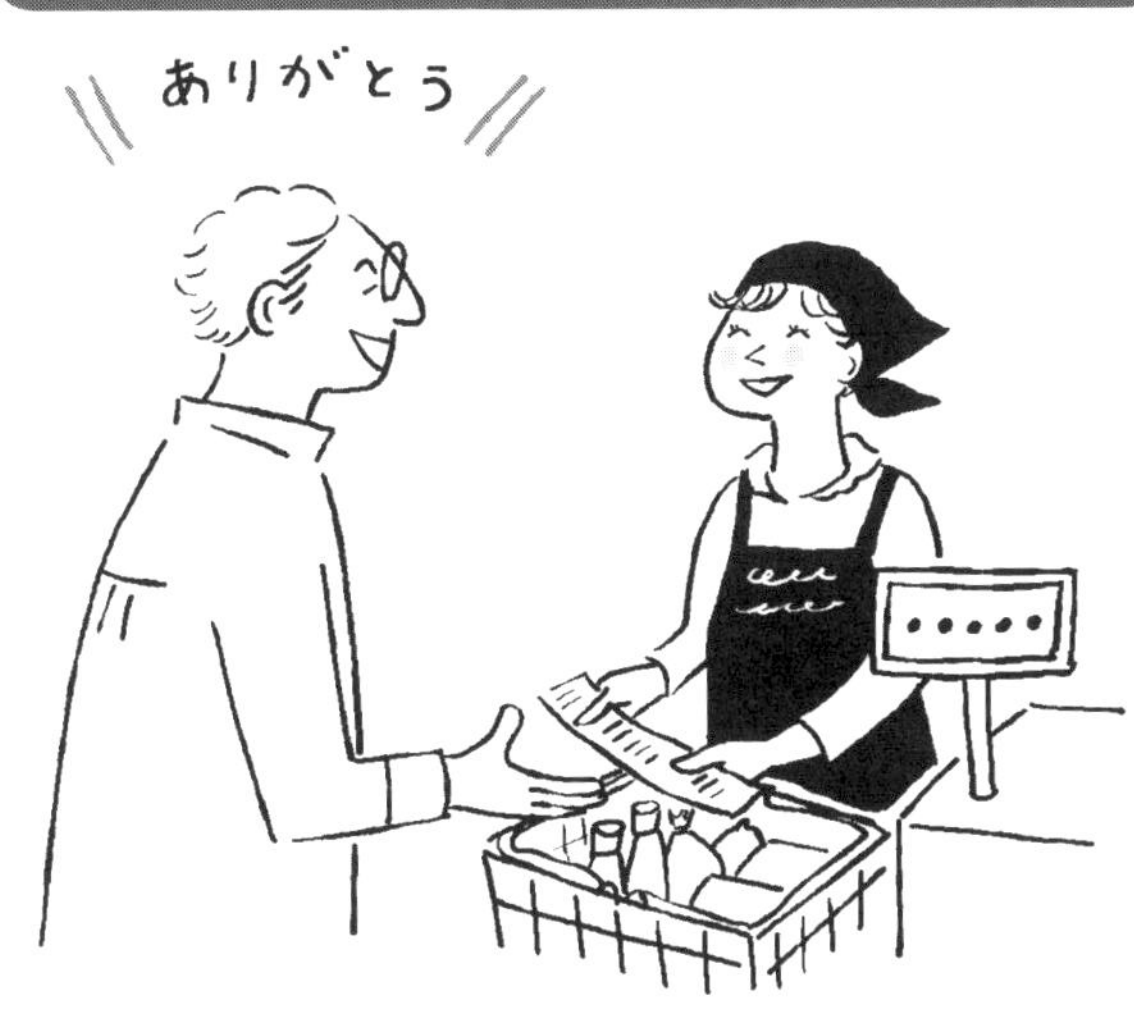

1日に何回「ありがとう」を口にしているでしょうか？ ありがとうという言葉は細胞がきれいになる言葉ともいわれています。家のなかでこの言葉を発することができるなら、どんどんいってみてください。

人に対しても感謝の言葉を伝えると、脳の活性化につながります。ほめ言葉でもいいでしょう。いった人もいわれた人も、体中の細胞が若返り、エネルギーが湧いて元気になるおまじないのような言葉です。意識しながら口にしてみてください。

歯を大切にしたら、骨も丈夫になる

歯でしっかりかめるというのが大事

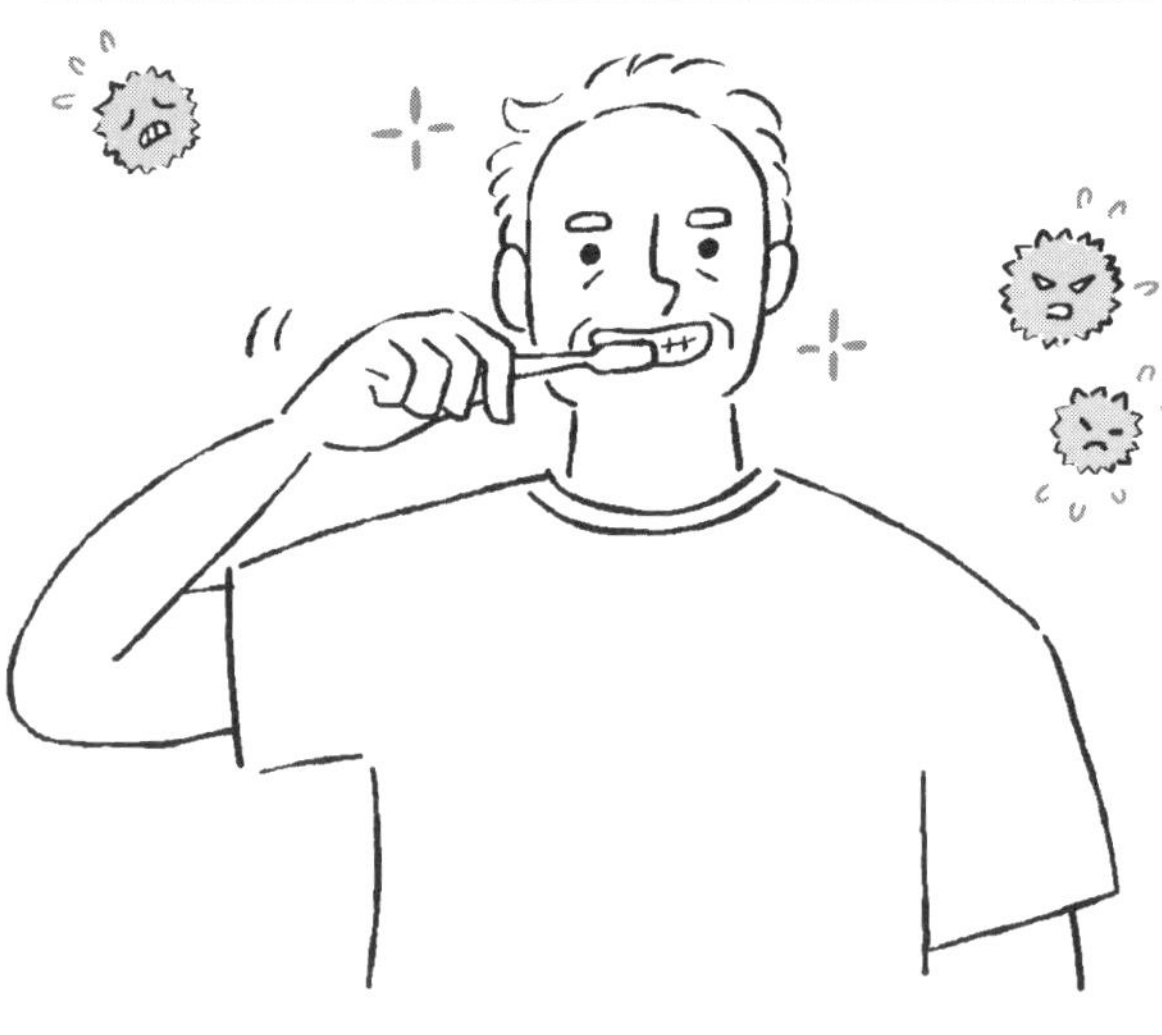

歯への意識は近年とても高まってきていま
す。ぜひ歯をきれいに大切にしてください。
口腔内にある菌が体内に入ってさまざまな病
気を引き起こすともいわれています。

また歯でしっかりかむことで下あごも上あ
ごも丈夫になります。かまない人はどんどん
退化していくので歯が抜ける原因にも。イン
プラントもあごの骨がしっかりしていないと
できません。歯でちゃんとかむことによって
唾液も出ます。唾液は消化のためにすごく大
事ですから、歯はとても重要なのです。

1つでもいいので新しいことにチャレンジする

少しでも興味をもったらやってみよう

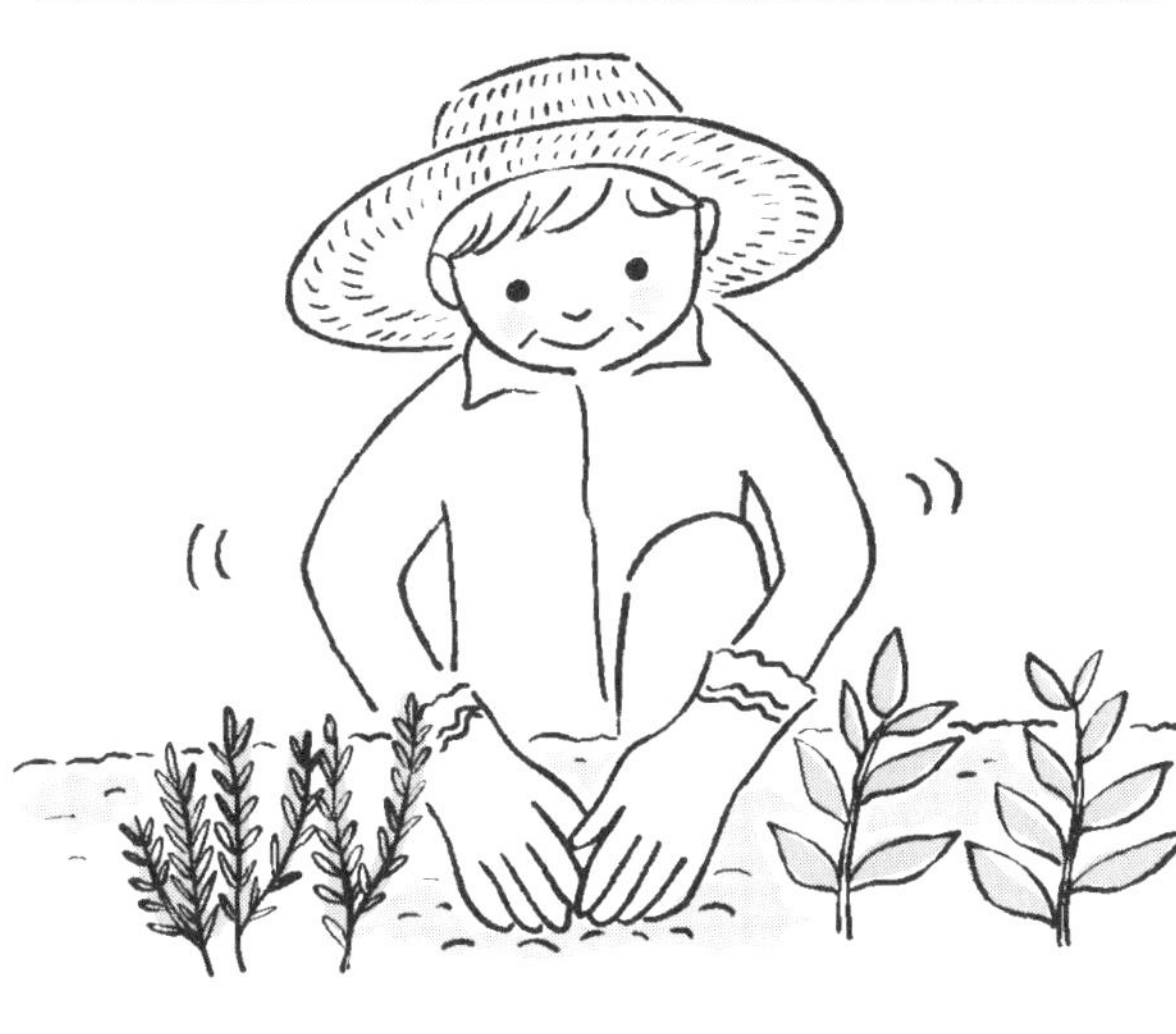

趣味をもったり、〝推し〟をつくるのもいい。ワクワクする対象を見つけてほしいですね。たとえば最近、家庭菜園にトライする人も増えているようです。「畑貸し」をしている地域も増えていると聞きます。苗を植えたり、花が咲いたら種をとり蒔いてみるなど、楽しみは数えきれないほどあります。畑は無理でも1鉢のプランターに種を蒔いて、日々水をあげたりするとその成長が楽しみになります。

旅行に出かけたり、世界遺産に興味をもったりなんでもいいのでトライしてみましょう。

おしゃれをして買い物に出かけよう

買い物で若返りホルモンがアップします

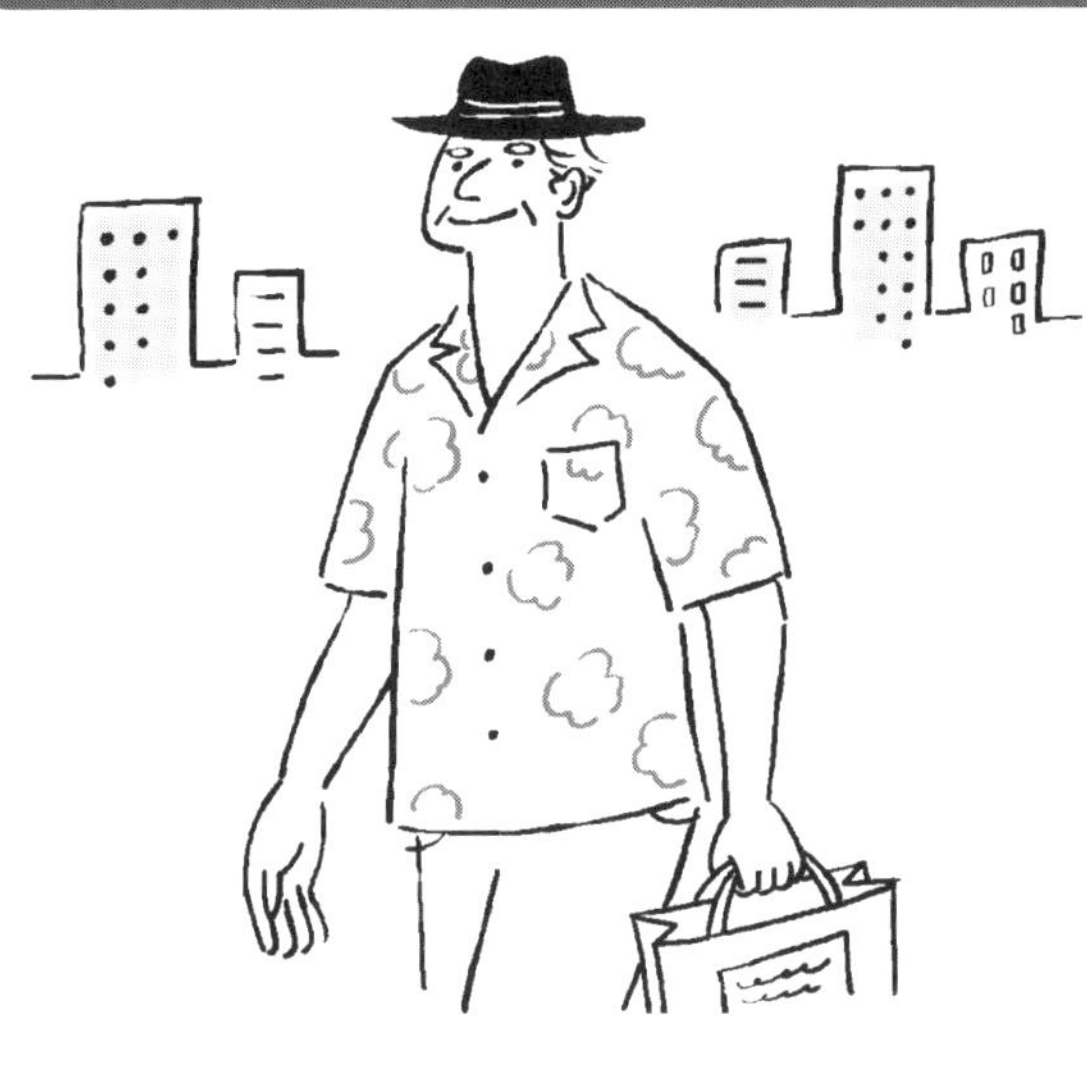

買い物はドーパミンが出て若返る効果があります。欲しいものを自らが選んで手にするという行為は、生きてきた延長線上にある喜びです。どんどんやってみましょう。

カートに身を委ねながらゆっくりと買い物をしている姿を見かけますが、とても健康にいいことだと思います。

買い物をするためだけにも、おしゃれして出かけるとさらに若返ります。出かけて素敵な洋服探しができると、また意欲を掻(か)き立てられて買い物に出かけたくなりますね。

太陽をゆったりあびて骨をつくる

日光浴でビタミンDをつくろう

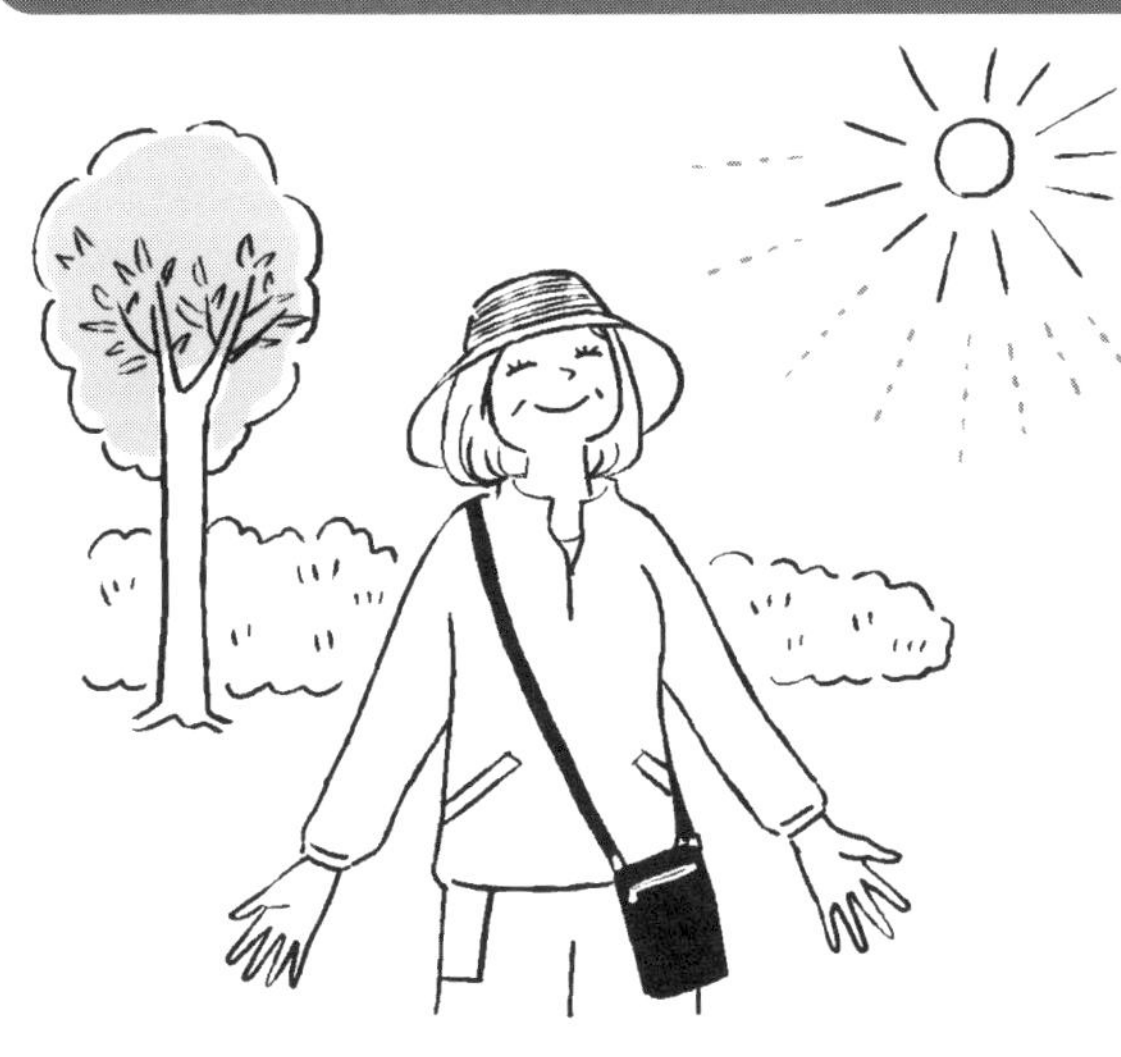

天気のいい日はできるだけ積極的に外に出かけましょう。最近は紫外線の悪影響も心配ですが、日焼け対策をしながら出かけても、服を通したり、地面からの反射でも太陽光線は肌に吸収されるので、骨が丈夫になります。

骨の形成に不可欠なのは、カルシウムとこの栄養素を体に取り込むビタミンDの摂取です。日光浴ではビタミンDが皮膚で生成されます。熱中症などに気をつけながら「適度」な外出をすることは、骨だけでなく筋力のアップにもつながりますからとても大切です。

朝

体がよく動く朝の声かけ体操

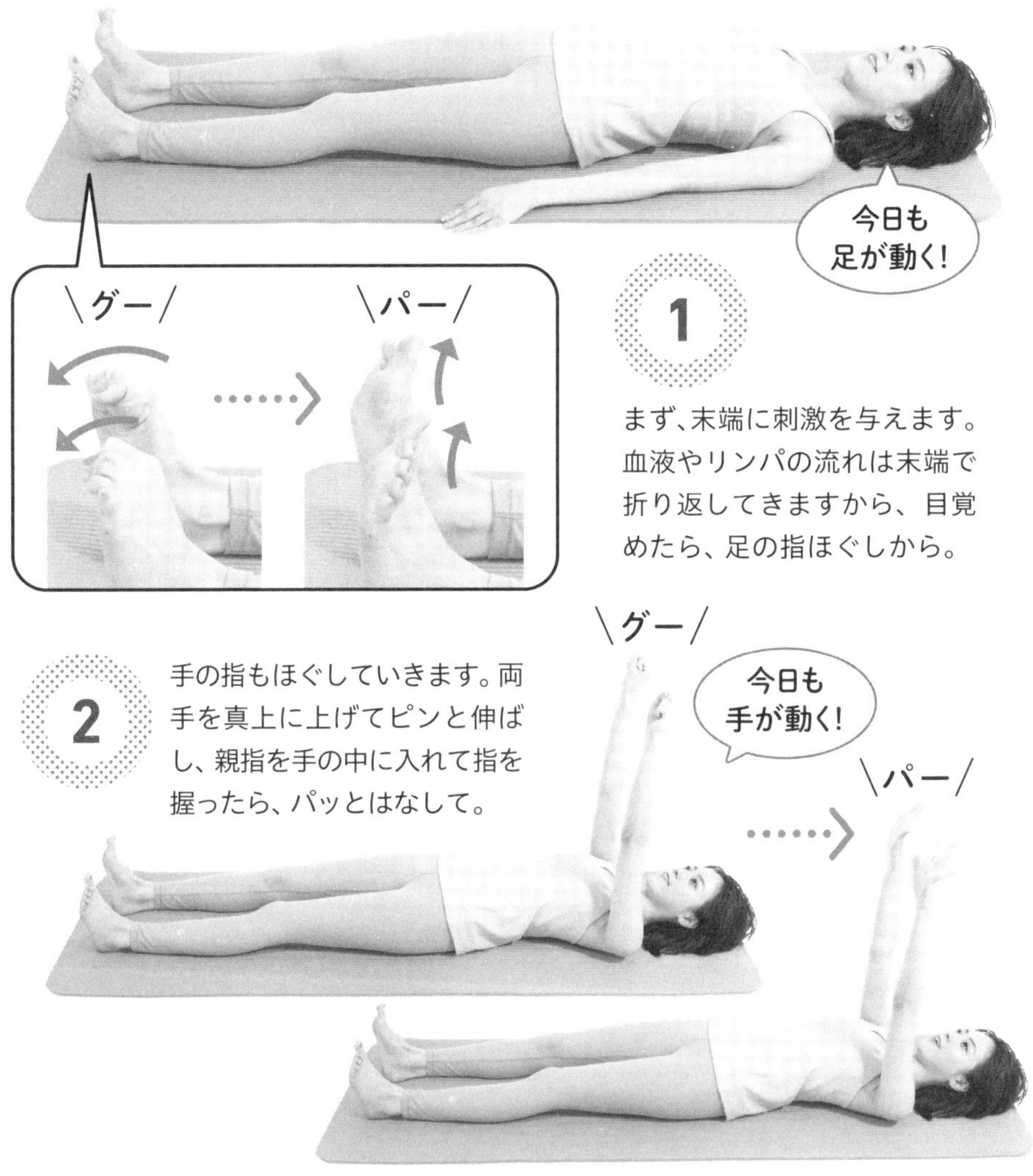
今日も
足が動く!
\グー/
\パー/
\グー/
今日も
手が動く!
\パー/

1

まず、末端に刺激を与えます。血液やリンパの流れは末端で折り返してきますから、目覚めたら、足の指ほぐしから。

2

手の指もほぐしていきます。両手を真上に上げてピンと伸ばし、親指を手の中に入れて指を握ったら、パッとはなして。

朝起きたら、まず最初にしてほしいのは、体の確認。「動くかな？」ではなく「動く！」と、自分自身に声をかけてあげましょう。前向きな声かけは、1日を元気に過ごすための魔法の言葉になります。

3 指を組んでひっくり返して、天井から吊り上げられるようにうでをグーンと伸ばしていきます。

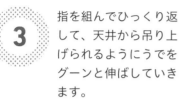

うでを組んでそらして伸ばす

グーン

今日もうでが伸びる！

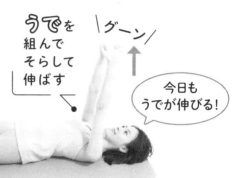

4 上へと上げたうでを、頭をこえて床と平行になるように伸ばします。おでこを上げて、首もグーンと伸ばして。

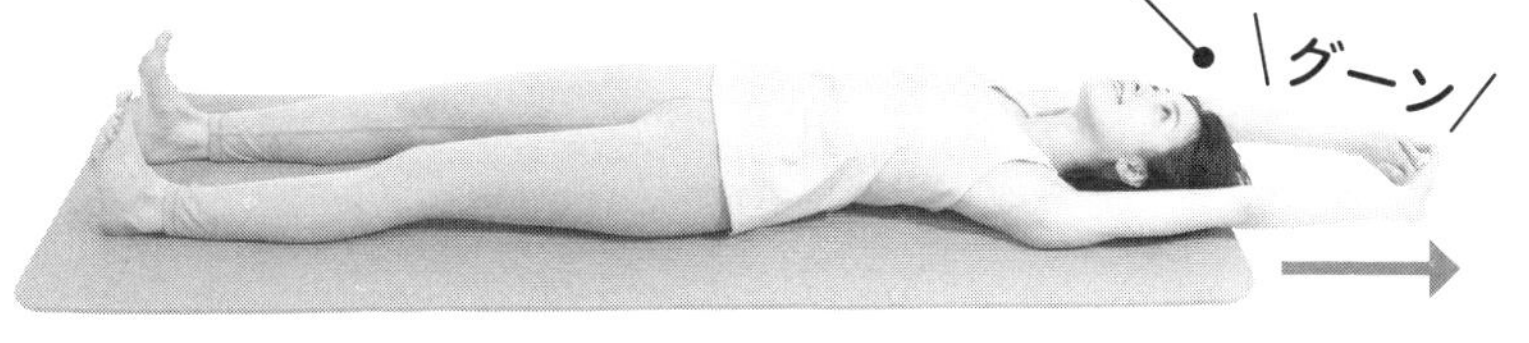
手を床に伸ばしておでこを上げる
今日も首が伸びる！
グーン

5 そのままの体勢をキープしながら、首を左右に倒します。「右！」「左！」と声をかけながら行いましょう。

首を横に倒す

今日も首が回る！

クルッ

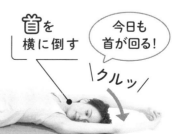

昼

尿もれを防ぐ イスの座り方

年齢を重ねると、心配ごとが1つ、また1つと増えていきがちです。
尿もれの心配もその1つですね。防ぐ日常、
しっかり身につけましょう。

足はピタリとそろえ、かかとは床を押してイスの位置を確認。お腹を引いて骨盤を立て、骨盤底筋を意識して深く座ります。

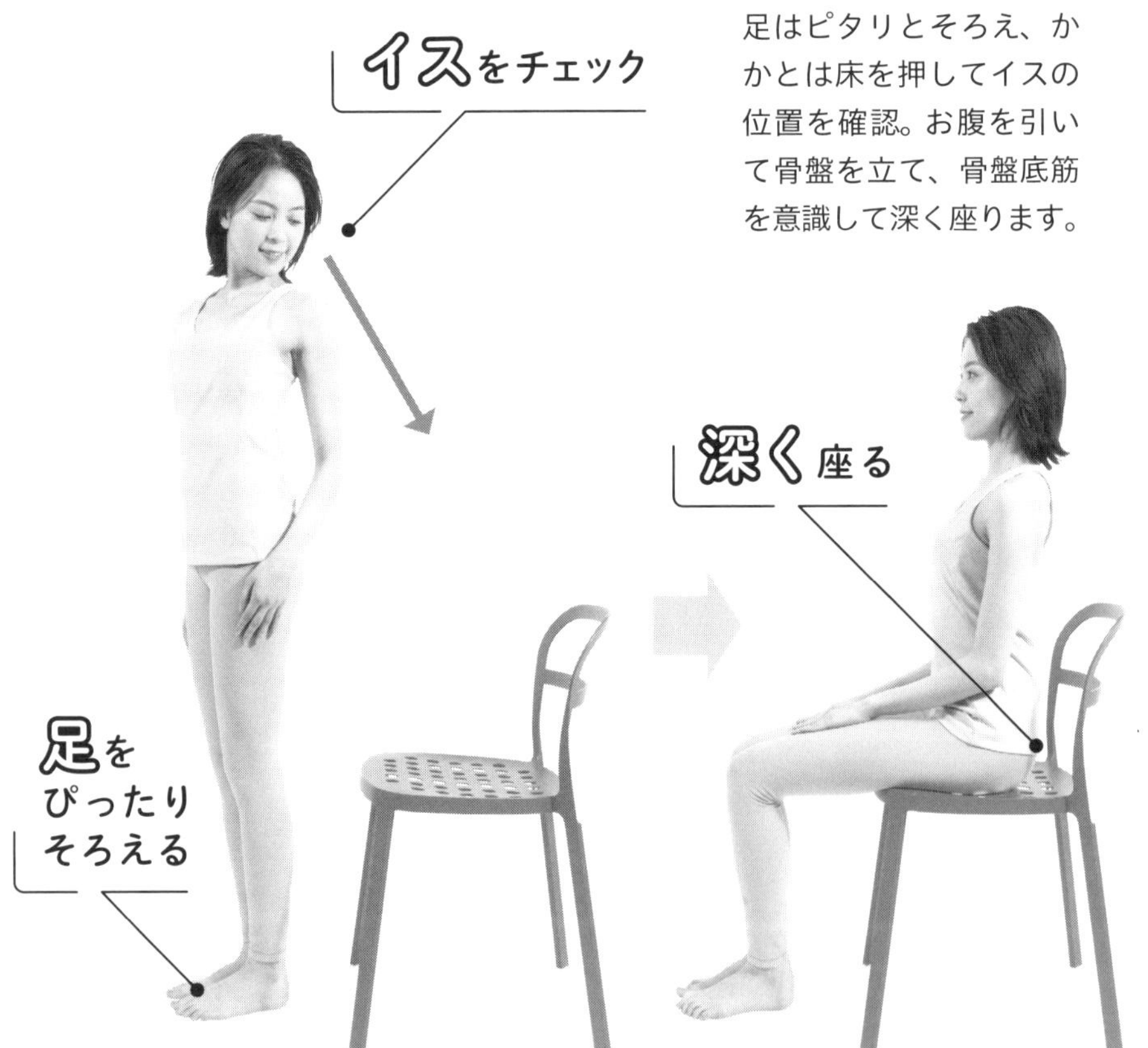

イスをチェック
深く座る
足をぴったりそろえる

イスに座って ひざ裏伸ばし

イスに座る機会は、日常にたくさんあります。
気づいたときにやってみましょう。
ひざ裏と脚の内側の筋肉が伸び、股関節も整います。

1

脚は股関節幅に開いて、足指をまっすぐにして座ります。小指側のラインを平行にすると外側ラインが整います。

2

その姿勢から、片足を斜め前にグーンと伸ばして、かかとをトン。背筋は伸ばしたまま目線は足先を見てください。反対側も同様に。

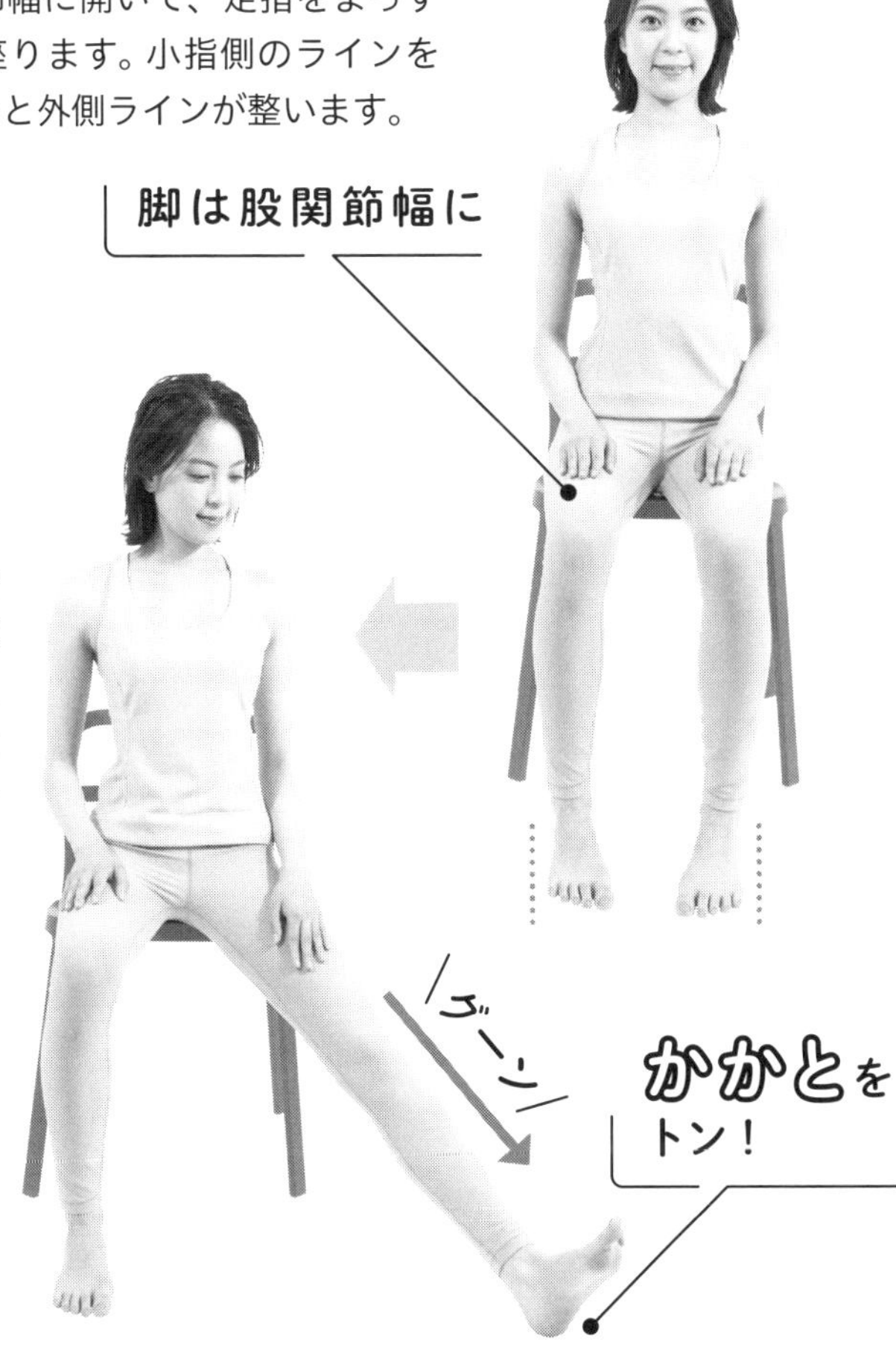

足の甲ほぐし

前かがみの姿勢で歩いていると、だんだん足の甲に力が入り、
硬くなってきてしまいます。硬くなると血流やリンパの循環が悪くなります。
甲をほぐして巡りをよくしていきましょう。

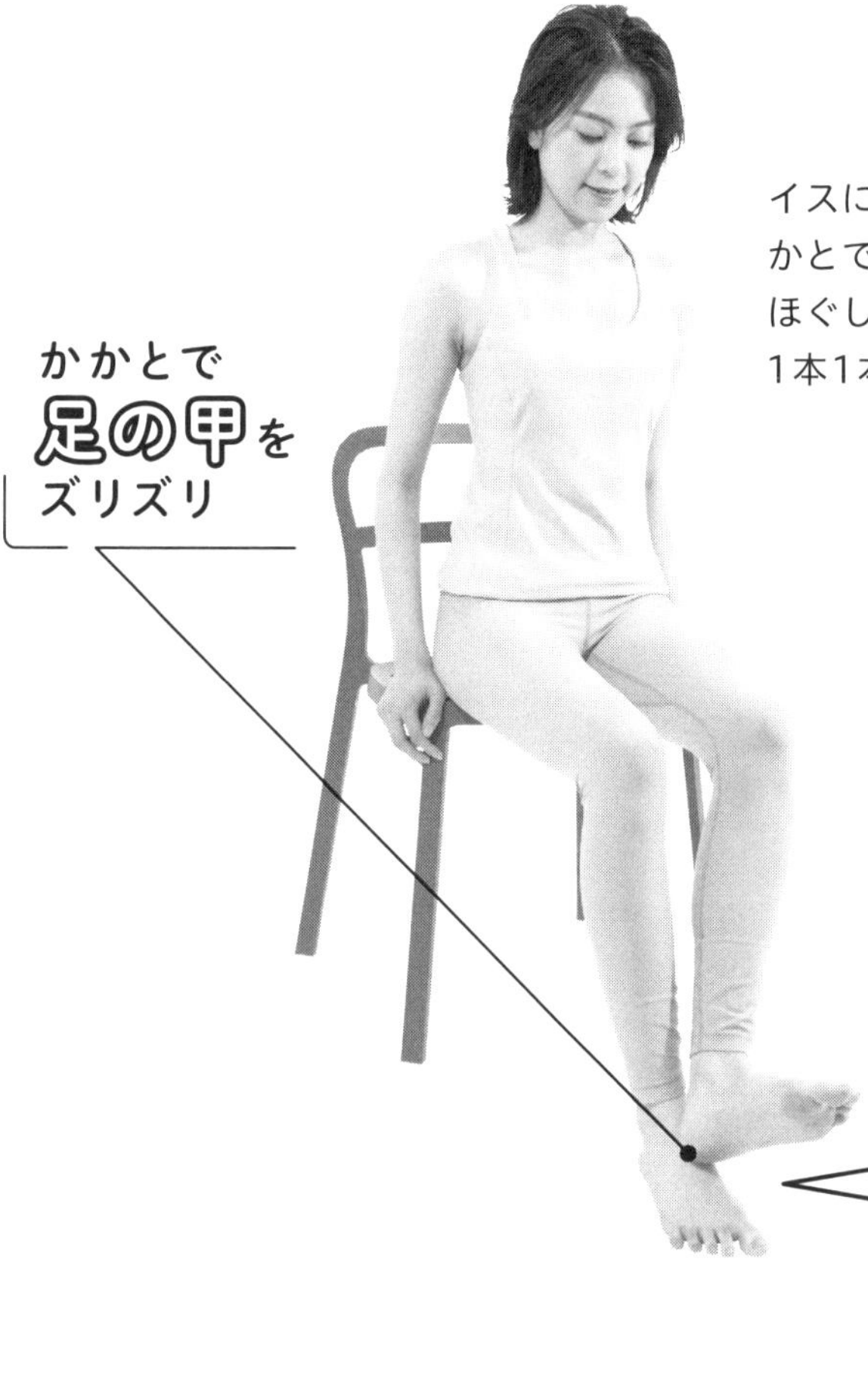

かかとで
足の甲を
ズリズリ

イスに座って、片方の足のかかとで、もう一方の足の甲をほぐします。甲の上から下へ。1本1本の指先まで丹念に。

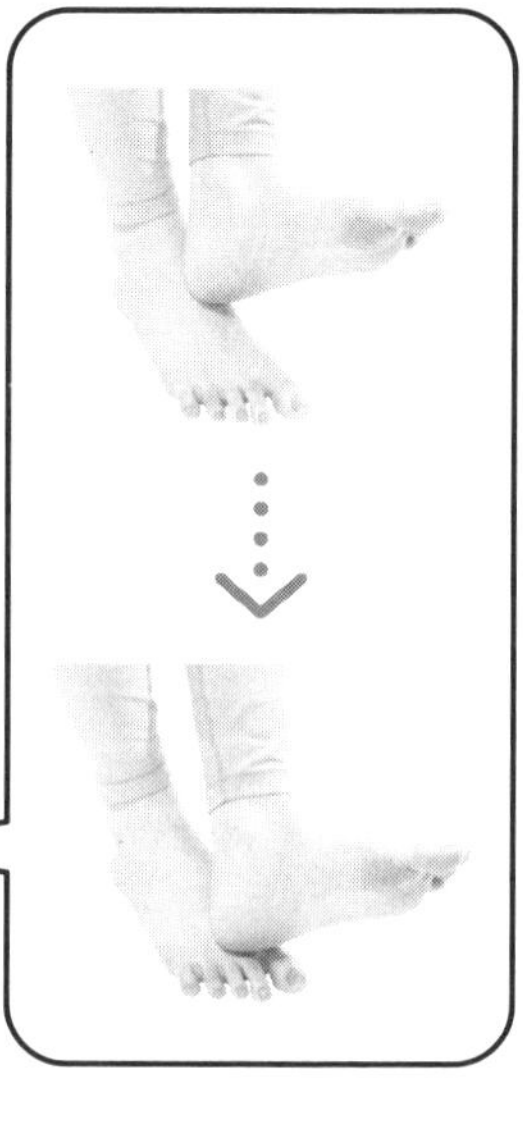

手のグーパーもみもみ

体の巡りをよくするには、日常的には手への刺激が取り組みやすいかもしれません。手の甲も硬くなりやすい部位ですから、気づいたときにやってみてください。

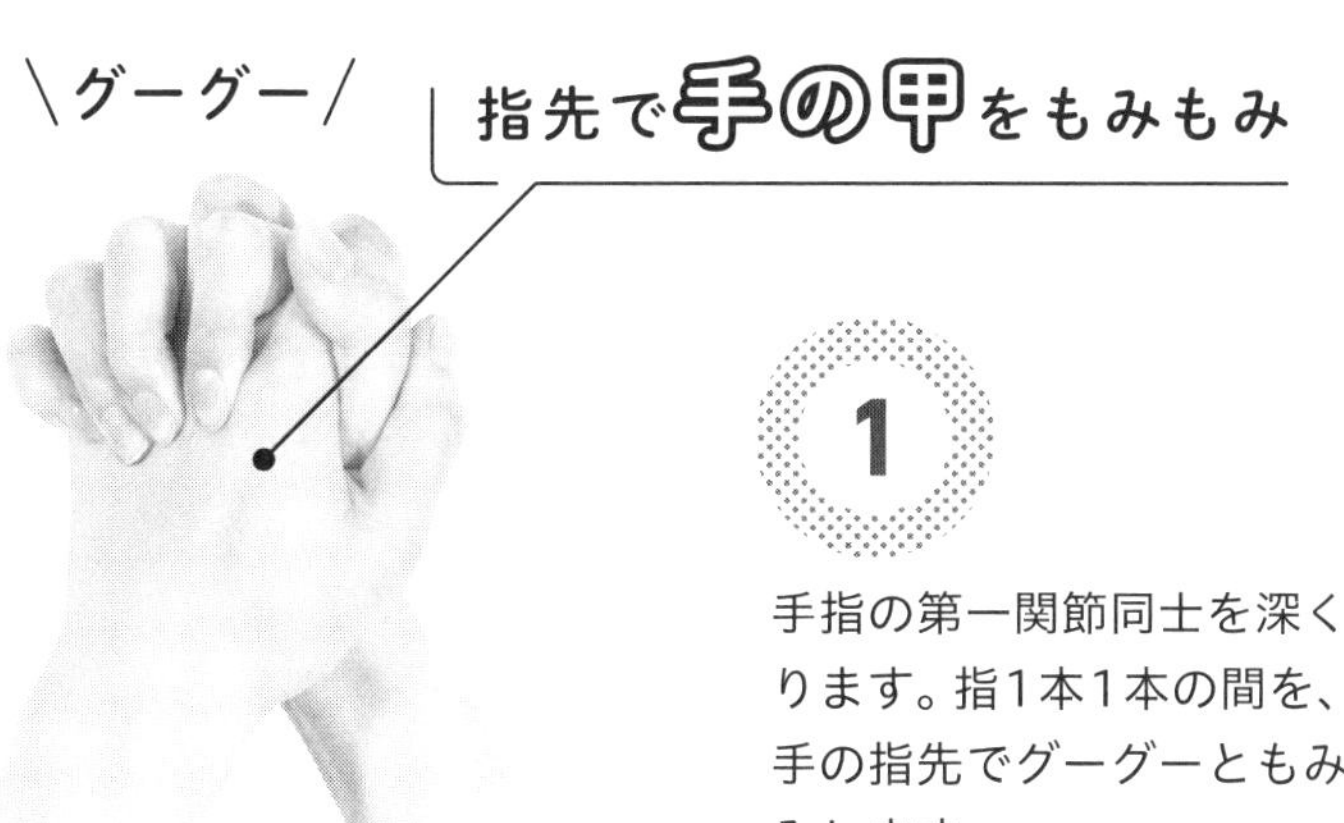

1

手指の第一関節同士を深く握ります。指1本1本の間を、両手の指先でグーグーともみもみします。

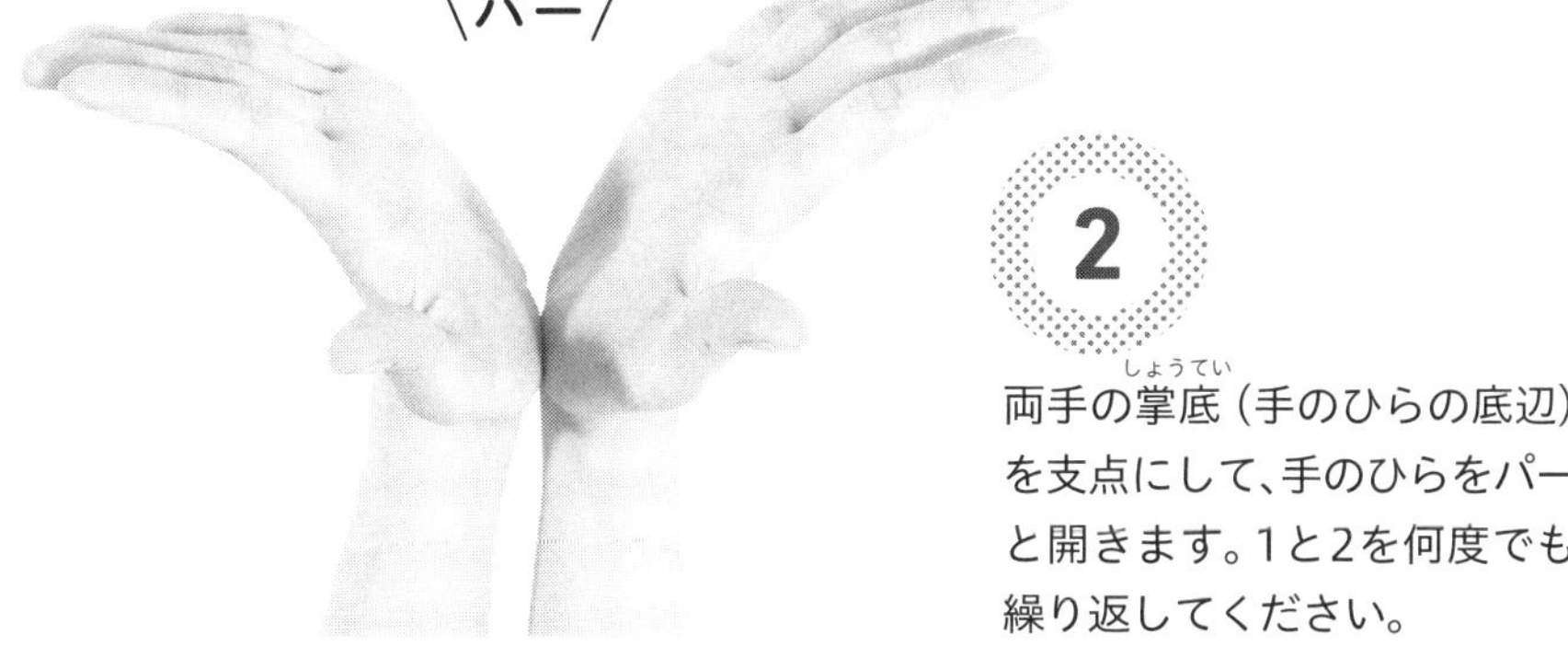

2

両手の掌底（しょうてい）（手のひらの底辺）を支点にして、手のひらをパーと開きます。1と2を何度でも繰り返してください。

昼

かかとトントン

壁に向かって立ちます。両手をついて、体勢を安定させます。
そこからかかとを上げてトンと落とす。かかとの骨を刺激することで、
骨粗しょう症を予防する効果があります。

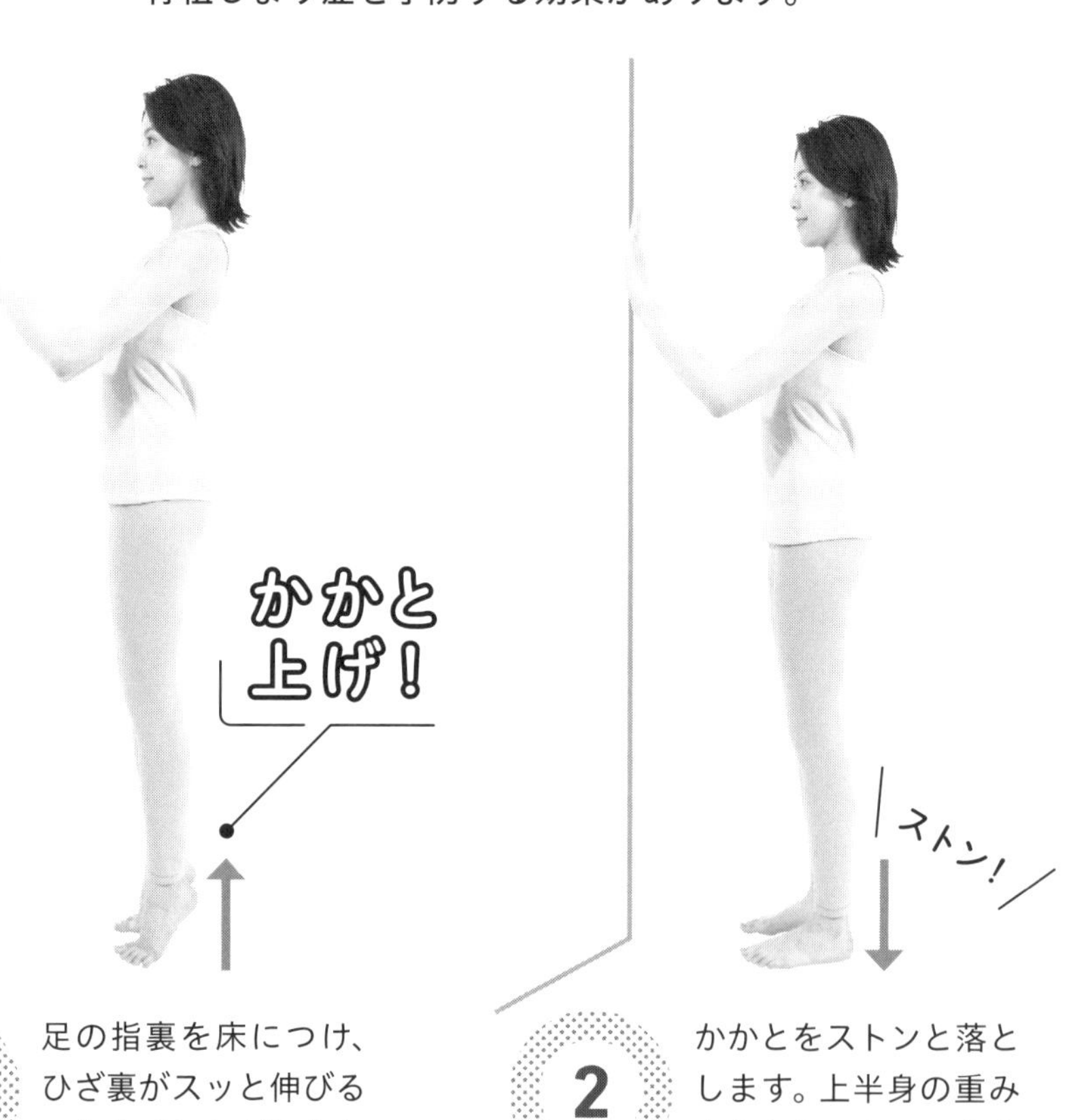

1 足の指裏を床につけ、ひざ裏がスッと伸びることを感じながらかかとを上げます。手は壁にピタリとつけて。

2 かかとをストンと落とします。上半身の重みをかかとにかけて全身の筋肉が伸びることも意識してください。

指上げ

壁に背中を寄せて立ちます。ねこ背だったり、骨盤が前傾していたり、後傾しているとうまく立てないと思いますから、無理はしないで。ゆったりと抗重力筋を鍛えます。

足底はしっかりと床の上に。ひざの裏を伸ばして、指アップ。指の根元からしっかり上がると、足の歪みが直ります。

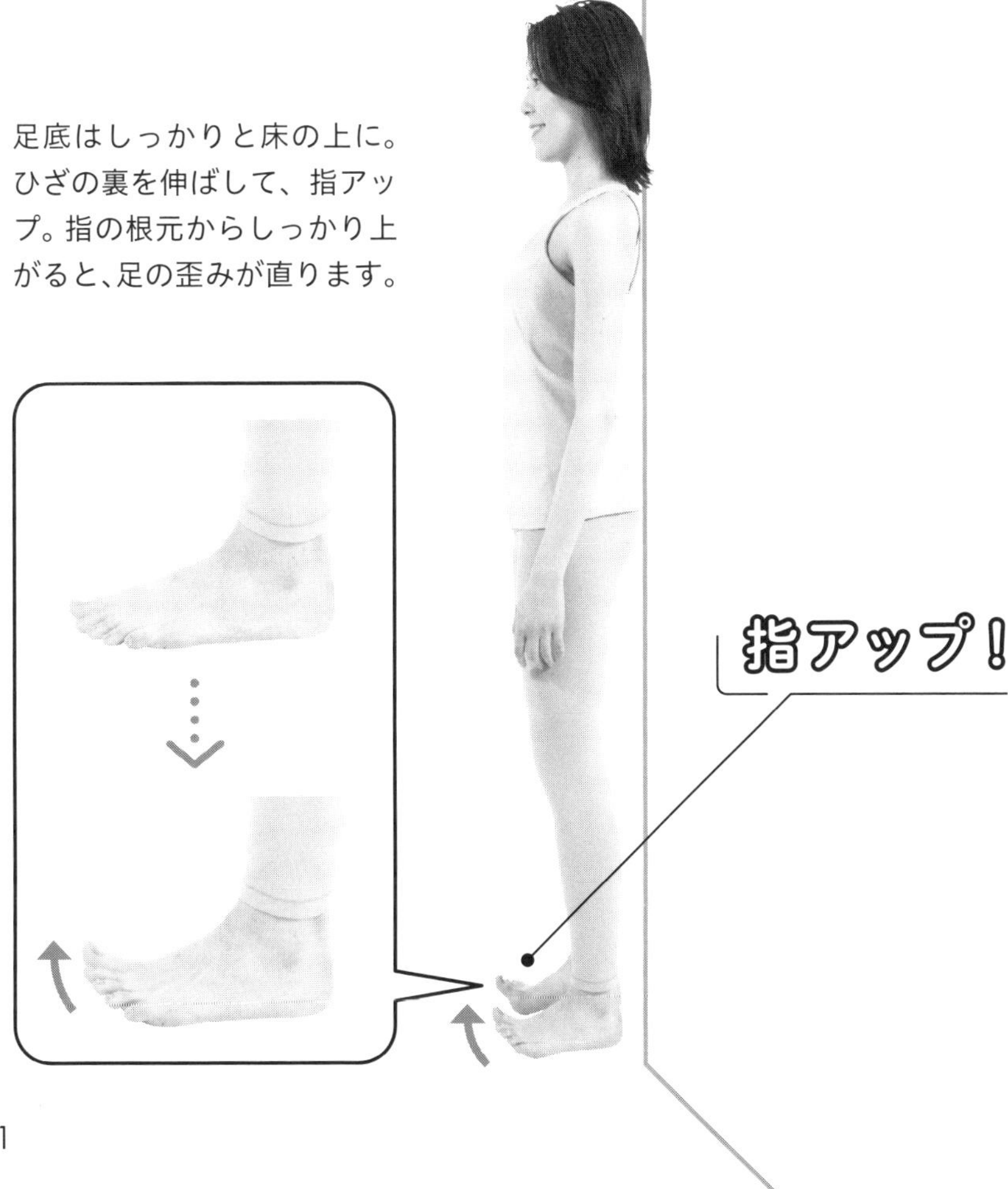

首回し

首の両側にある胸鎖乳突筋(きょうさにゅうとつきん)を刺激します。
首を水平に回すことができれば、肩も前のめりになりません。
首も伸び、当然、転びにくい体になることにつながります。

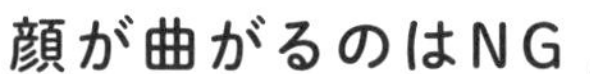

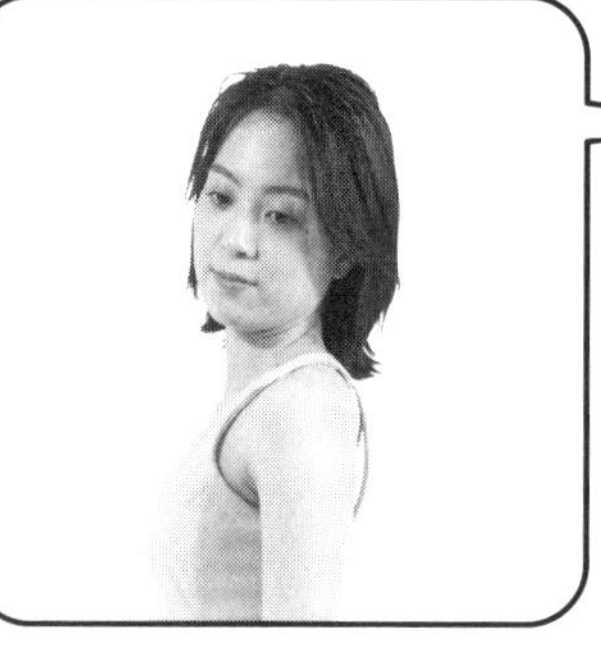

首を回す

首を水平に左右に回します。できるだけこめかみが壁につくよう回してください。目線も水平に遠くを見ながら行うと回しやすいです。顔が曲がってしまうと胸鎖乳突筋にいいバランスが伝わりませんから要注意です。

イスに座って首回し

イスに座って首を回しましょう。うでをイスの背に置くことで体を安定させて首を回せます。胸鎖乳突筋が刺激され、肩甲骨が寄せられますから、ねこ背直しにもなります。

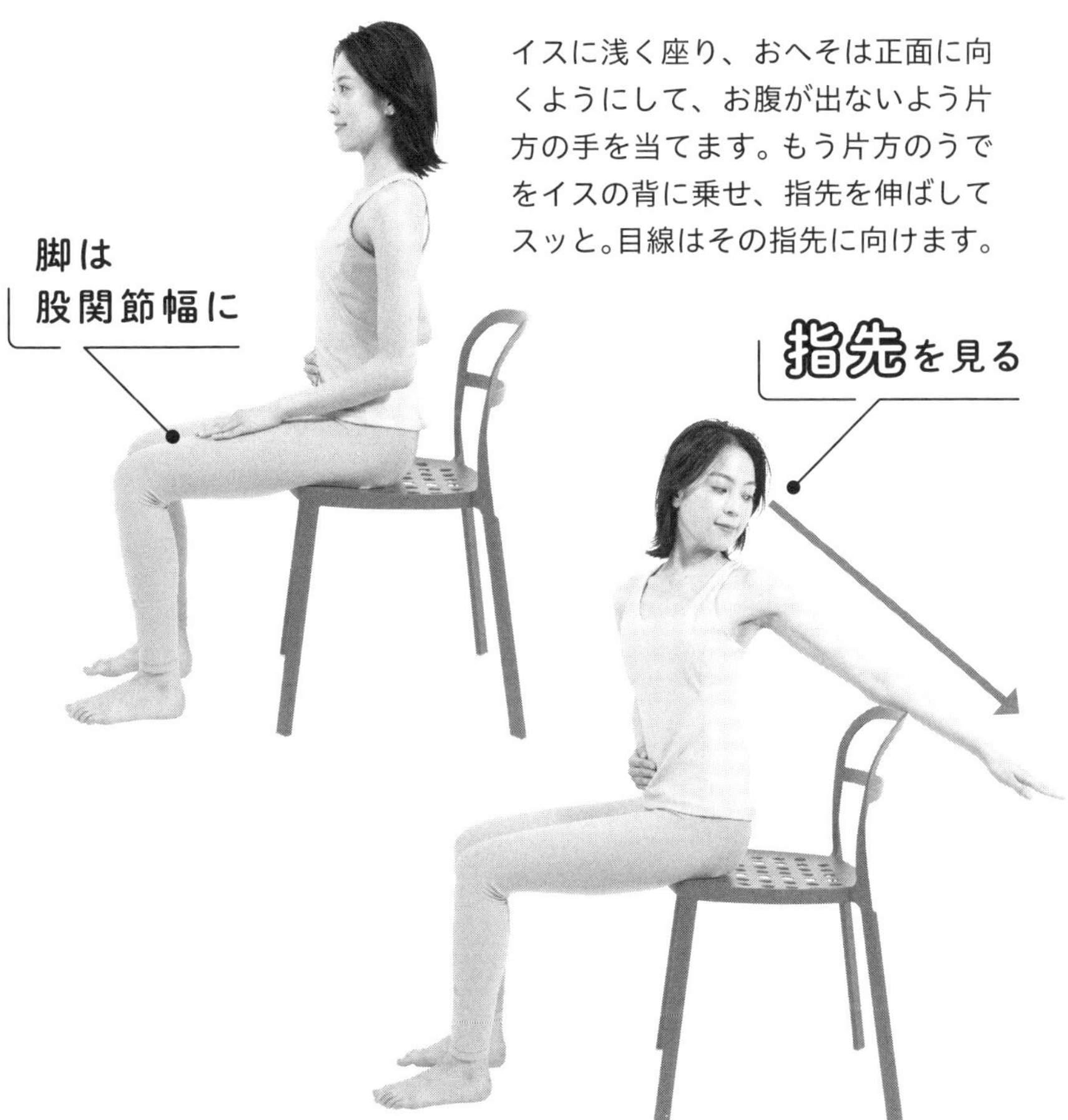
イスに浅く座り、おへそは正面に向くようにして、お腹が出ないよう片方の手を当てます。もう片方のうでをイスの背に乗せ、指先を伸ばしてスッと。目線はその指先に向けます。
脚は股関節幅に
指先を見る

夜

よく眠るための夜の脱力体操

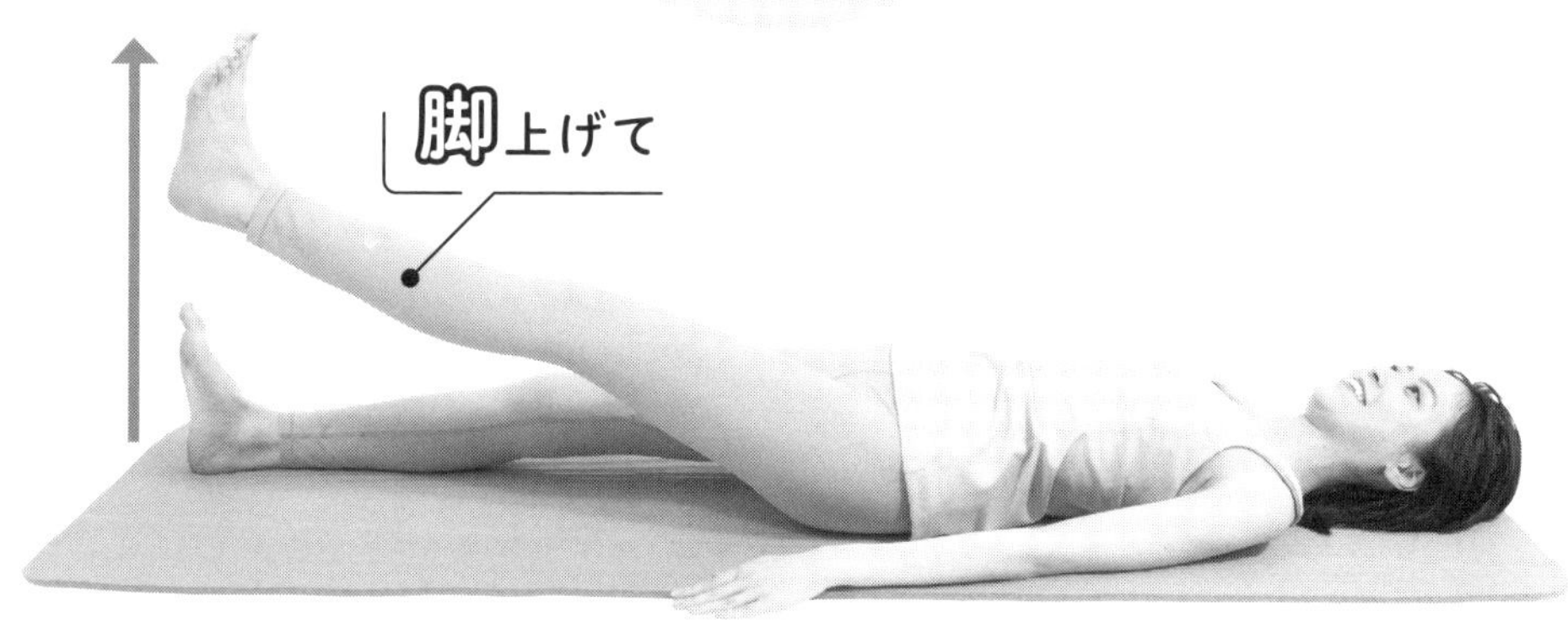

1 両手は手の甲を上に向けて、自然に置きます。股関節幅に足を開き、かかとを少し押し出す感じで上げます。

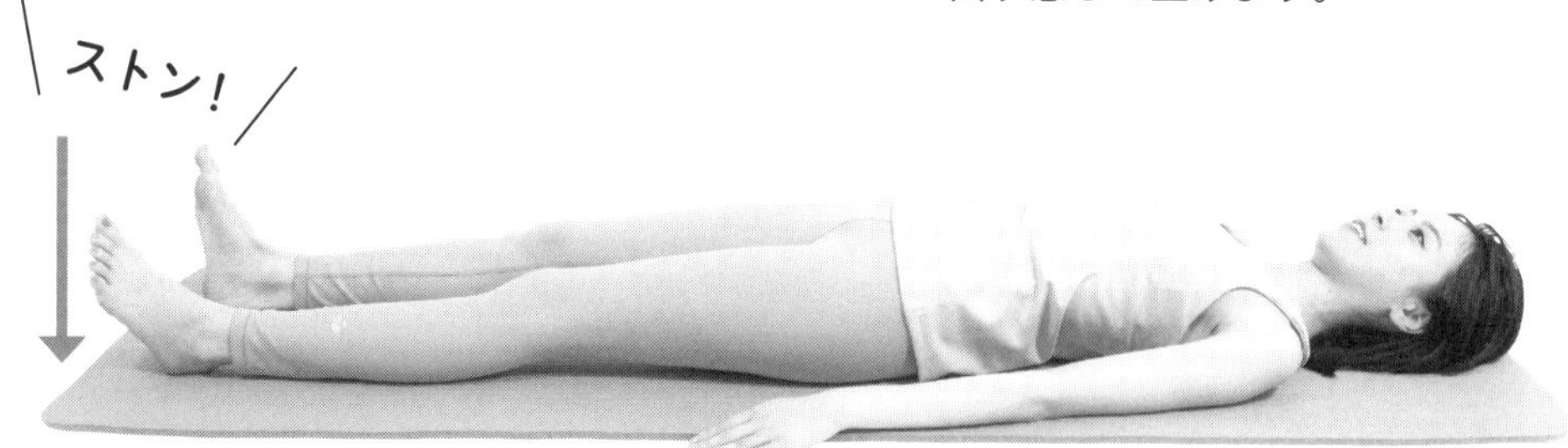

2 上げた足をストンと落とします。脱力する感じで十分です。重力を受け続けているかかとが気もちいいはず。左右行って。

1日、立ったり座ったり、腰をかがめたり、歩いたり、お疲れさまでした。「転ばずによくがんばったね」そう体に語りかけながら、夜寝る前は「脱力タイム」にあてましょう。心地よい眠りにつけるはずですよ。

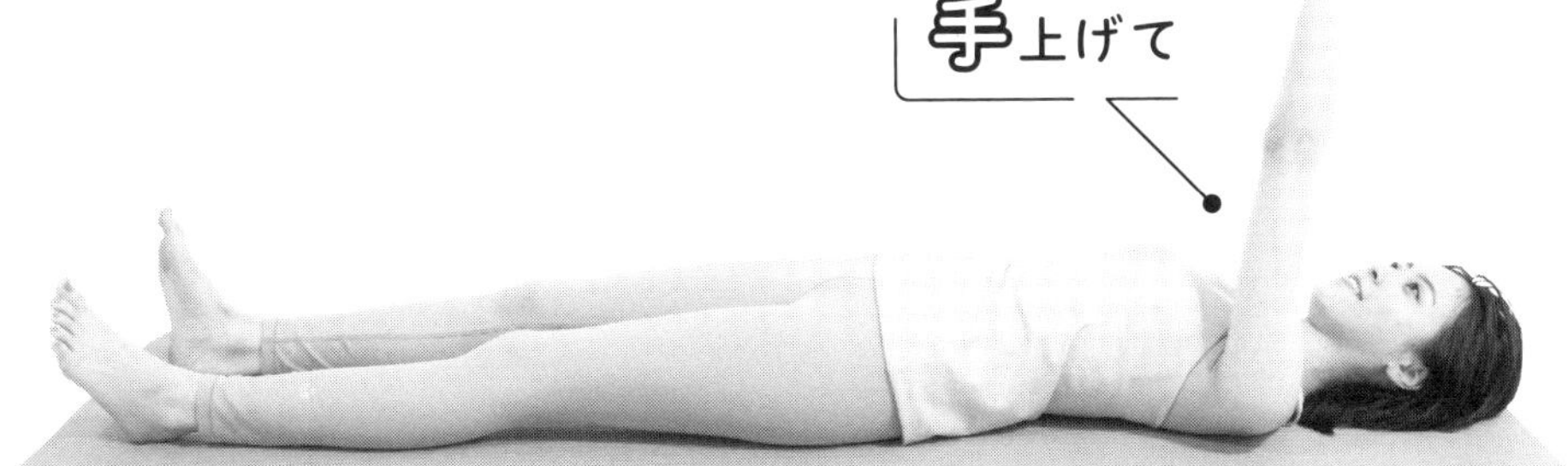

3 次は上半身の脱力タイムです。体の脇に置いた手をスーッと上げていきます。長く上げる必要はありません。

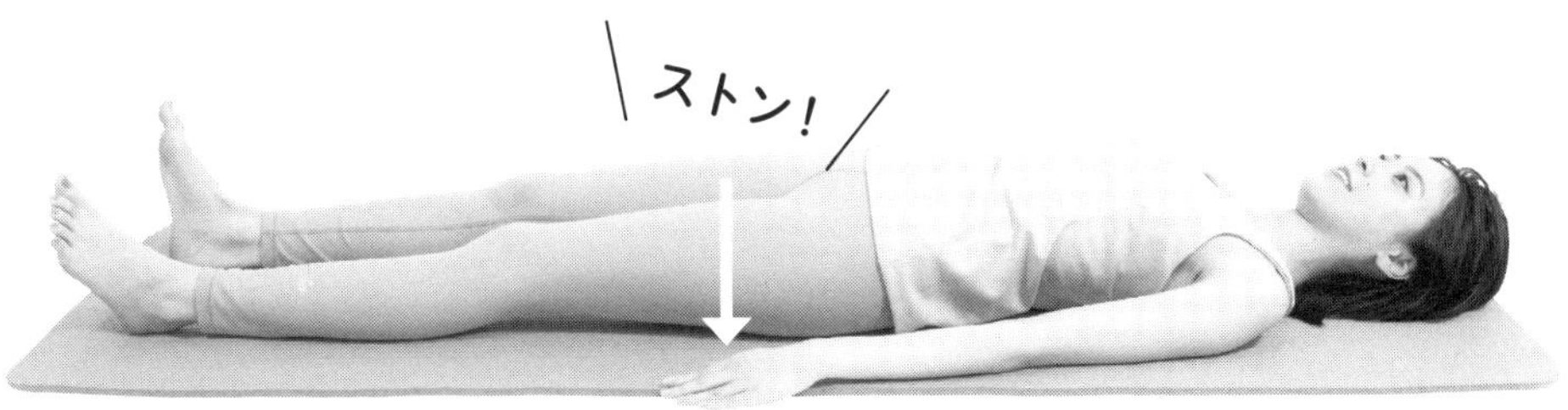

4 上げた手をストンと落として、脱力します。このとき、肩も脱力すると気もちいいでしょう。左右行います。

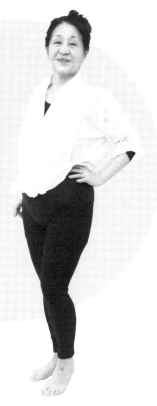

こんなに元気！

体験談 CASE 05

「自分の体はきちんと
自分で管理して
いかなくては。
そう思っています」

（上田ひろ子さん　74歳）

若いころからファッションが大好きで、デパート巡りをするのが楽しみでした。でも30代で腰を痛め、ギックリ腰は5年に一度くらいは繰り返していました。走らない、重いものはもたない、階段は必ず手すりにつかまるなど、自己防衛は万全にしてきました。

ガイアの南先生のことを知ったのは、いまから25年ほど前でした。股関節を整える整体などいろいろな整体を教えてもらいました。自分の体は自分で管理しなくてはね。

こんなに元気！
体験談 CASE 06

「88歳。彫金のお教室を開いています。一生現役で先生を続けたいです」

（小林栄さん　88歳）

子どものころに日本舞踊を習っていたせいなのか、足腰はしっかりしているんです。家の周辺が坂道だらけなのもいいのかも。ただ、最近は手持ちバッグからショルダーに替えて、買い物袋は両手にしっかり。私にとって元気の源はほめ言葉かしら。日記をつけて生活が雑にならないように心がけています。

こんなに元気！
体験談 CASE 07

「変形性股関節症の痛みが嘘のように消えて、ヒールのパンプスが履けるように」

（大澤英子さん　69歳）

「変形性股関節症」と診断されたのは40代。それ以来痛みとの闘いでした。手術をして少し痛みは改善されましたが、杖は手放せませんでした。そんな折、南先生の本を見つけてさっそくサロンへ。すると長年痛みと怖さで動かしたことのなかった関節や筋肉をグイグイ。そしていま驚くことにスニーカーしか履けなかった私の足にはパンプスが！　もう感謝するのみです。

おわりに
意識すれば一生健康で生きられる

100歳以上の人が多くなり、珍しくない時代になりました。しかし、100歳以上の人たちは案外、特別なことを努力しているわけではありません。シンプルに体に感謝しながら、自分が気に入ったり、納得していることを無理なく続けている人が多いように感じます。本書では、その選択肢の1つとして、無理なく継続できる整体法を紹介しました。

50年近くお客さまの心に寄り添いながら体づくりを続けてきて思うのは、心のもちようや習慣によっていつまでも元気でいられる人とそうでない人に違いがあるということです。

- わがままに生きるほうが、細胞再生力が高く、若々しく生きられる
- 全身の臓器に感謝し、食事と排せつにとって大切な歯や胃腸を大事にする
- やってみたい（アドレナリンが出る）ことを考え、メモ書きすることを習慣にする
- 出かける習慣をつくり、大きな声でおしゃべりを楽しみ、笑顔をクセにする

もし、いま体に不調なところがある人は、欲張りに毎日ていねいに生きることを心がけ

てみてください。毎日、生きているうちにしたいことを考えるだけでも、楽しいものです。痛い部分や動かせない部分をやさしくなでながら声に出して、脳にインプットするように「ここを治したいのよ」「ここを動かしたいのよ」と体のその部分を確認しましょう。

現代の医療はすばらしく、気力さえあれば、骨も筋肉も再生しますし、それを助ける細胞組織再生医療もすばらしく進化しているので、先読みして心配しないこと。

それに、関節と筋肉は何歳からでも鍛えられるものです。ただし、筋肉を無理に鍛えるとストレスも発生するので、自宅でいつでもできる筋肉づくりのクセづけとして「ごろ寝整体」をぜひおすすめします。

ごろ寝でも自重効果があるので、血液やリンパの流れがよくなります。ごろ寝なので関節に負荷をかけずに、脚の歪みや腰曲がり、ねこ背、前肩、前首など体の歪みを正しく整えることができます。体の歪みがとれてくると、若返りホルモンも多くなり骨の細胞も生まれ変わりはじめます。

還暦を過ぎたあとの人生はおまけの人生のようなもの。もう一度生き直すつもりで、いまあることに感謝しながらていねいに1日を過ごしてみてください。すると心身ともに健やかでいられるような気がします。本書がその一助になれば幸いです。

南 雅子

寝たきりにならない！

「ごろ寝整体」プログラム

デイリープログラム

なにからはじめたらいいかわからないという人のための、毎日無理なく続けられるコースです。まずは1分からはじめてみてください。習慣化したらぜひ5分に挑戦してみましょう。

1分コース　初級

末端から足の筋肉をほぐして動ける体をつくりつつ、前かがみになって転倒しないよう肩まわりをほぐして整えます。

「グーグー・パタパタ体操」(P56-57)
「ゆび組み８の字回し」(P66-67)

5分コース　中級

末端から足の筋肉をほぐして動ける体をつくりつつ、かかとに刺激を与えて骨を強化。また、前かがみになって転倒しないよう肩まわりと股関節をほぐして整えます。

「グーグー・パタパタ体操」(P56-57)
「かかと落としトントン」(P58-59)
「ひざ曲げひざ倒し」(P60-61)
「平泳ぎ肩甲骨ほぐし」(P68-69)

デラックスプログラム

ゆっくり時間がとれる日にじっくりと取り組むコースです。週1回を目標にぜひ取り組んでみてください。気に入った「ごろ寝整体」をデイリープログラムに取り入れるのもおすすめです。

ゆるゆるコース　初級

初心者向けのコースです。次の「ごろ寝整体」のなかから好きなものを選んで、ゆっくりじっくり取り組んでみてください。

「グーグー・パタパタ体操」(P56-57)
「かかと落としトントン」(P58-59)
「寝てカニ歩き」(P64-65)
「ひざ曲げトントン」(P72-73)
「ゆび組み8の字回し」(P66-67)
「平泳ぎ肩甲骨ほぐし」(P68-69)
「わき下伸ばし」(P70-71)

強化コース　上級

比較的、体が動く人向けのコースです。ずっと歩き続けられる体づくりのために、次の「ごろ寝整体」のなかから好きなものを選んでぜひ取り組んでみてください。

「グーグー・パタパタ体操」(P56-57)
「ひざ曲げひざ倒し」(P60-61)
「股関節上げ」(P62-63)
「寝てカニ歩き」(P64-65)
「ゆび組み8の字回し」(P66-67)
「わき下伸ばし」(P70-71)
「ひざの横曲げ」(P74-75)
「背骨そらし」(P76-77)

症状別

「ごろ寝整体」特別プログラム

肩こり・首こり

肩こりや首のこりがひどい人向けの「ごろ寝整体」です。ゆっくり動かして気もちよく関節と筋肉をほぐしていきましょう。

「ゆび組み8の字回し」(P66-67)
「平泳ぎ肩甲骨ほぐし」(P68-69)

腰痛

腰痛がある人向けの「ごろ寝整体」です。腰椎に負担がかからないよう、下半身と上半身の歪みを整えていきます。

「かかと落としトントン」(P58-59)
「ひざ曲げひざ倒し」(P60-61)
「ひざの横曲げ」(P74-75)
「背骨そらし」(P76-77)

ひざ痛

ひざ痛がある人向けの「ごろ寝整体」です。末端から足の筋肉をほぐしつつ、振動効果で骨と骨の間をあけ、ねこ背を直してひざへの負担を軽減していきます。

「グーグー・パタパタ体操」(P56-57)
「かかと落としトントン」(P58-59)
「平泳ぎ肩甲骨ほぐし」(P68-69)

股関節痛

股関節痛や人工股関節など股関節の動きが悪い人向け。骨を強化し、股関節をほぐして整え、上半身の歪みをとって股関節への負担を軽減し、体を支える抗重力筋を鍛えます。

「かかと落としトントン」(P58-59)
「ひざ曲げひざ倒し」(P60-61)
「ゆび組み8の字回し」(P66-67)
「わき下伸ばし」(P70-71)
「背骨そらし」(P76-77)

頻尿・尿もれ

頻尿や尿もれに悩む人向けの「ごろ寝整体」です。末端から筋肉をほぐし、骨を強化し、脚の歪みをとって土台を整え、骨盤底筋を鍛えて、体をもち上げる抗重力筋を鍛えていきます。

「グーグー・パタパタ体操」(P56-57)
「かかと落としトントン」(P58-59)
「股関節上げ」(P62-63)
「寝てカニ歩き」(P64-65)
「ひざ曲げトントン」(P72-73)
「ひざの横曲げ」(P74-75)

著者略歴

南 雅子（みなみ・まさこ）

1949年、北海道生まれ。整体エステ「ガイア」主宰。エステティシャンとして活躍後、「美しい髪と肌は体の健康あってこそつくられ、美容と健康はイコールの関係」と一念発起し、カイロプラクティック・整体師の資格を取得。現在、オリジナルに開発した「姿勢矯正」や「ストレッチ」など健康で機能的な体づくりのための施術・指導を行っている。12万人以上を変えた実績と3か月で完璧に体を仕上げるプログラムは各業界からつねに高い評価を得ている。整体エステ協会を設立し、エクササイズスクールを開講。プロ育成なども手掛ける。著書に『すごいやせる！股関節1分ストレッチ』『死ぬまで歩くには1日1分股関節を鍛えなさい』『たった1回でお腹が凹む奇跡の股関節ほぐし』（小社）ほか多数。

死ぬまで寝たきりにならない 1日1分ごろ寝整体

2023年 9 月 7 日　初版第1刷発行
2023年12月19日　初版第2刷発行

著者　南 雅子
発行人　小川 淳
発行所　SBクリエイティブ株式会社
〒106-0032　東京都港区六本木2-4-5
電話　03-5549-1201（営業部）
ブックデザイン　河南祐介（FANTAGRAPH）
編集協力　水沼昌子
カバーイラスト　くにともゆかり
本文イラスト　秋葉あきこ
スチール・動画撮影　伊藤孝一（SBクリエイティブ）
モデル　猪瀬百合（スペースクラフト・エージェンシー）
ヘアメイク　平塚美由紀
編集担当　杉本かの子（SBクリエイティブ）
印刷・製本　株式会社シナノパブリッシングプレス

本書をお読みになったご意見・ご感想を下記 URL、
またはQRコードよりお寄せください。
https://isbn2.sbcr.jp/21704/

ISBN 978-4-8156-2170-4